「ひざ関節鏡手術」がよくわかる本

陳 永振
元帝京大学医学部助教授
永振クリニック前院長

陳 昌鍇
永振クリニック・医師

現代書林

◆「まえがき」に代えて
――関節鏡手術で、新しく開ける痛みのない人生

◎ひざの痛み、ほんとうにあきらめなければならないのですか

「私たちは先生方の関節鏡手術によって、いま、新しい人生の一歩を踏み出しました。リハビリに励み、生きがいを持ち、生き生きした生活を送ることを誓います」

関節鏡手術を受け、退院していった患者さんたちが私たちに送ってくれた言葉です。同じ日に治療を受け、同じ日に退院したこの患者さんたちは、「笑い七三一（わらいなさい）」という会を結成し、ひざをいたわりながら明るく笑って暮らすことをモットーに、新しい人生を歩み始めました。

関節鏡手術から始まる痛みのない人生。ひざが痛くて歩くのもつらい、正座ができない、階段の上り下りもいやだという患者さんにとって、関節鏡手術はまさに、新しい人生を開く扉になるものと私たちは確信しています。

本書を手に取られたみなさんも、おそらく、長いことひざの痛みに悩んでこられたので

はないでしょうか。いくら整形外科や接骨院で治療を受けてもよくならない。むしろ、年々ひどくなって、生活に支障をきたしている方もおられるかもしれません。

なぜひざの痛みは長期化し、なかなかよくならないのでしょうか。それは、みなさんが受けている治療が、ひざの痛みを根本的に治す治療ではないからです。

現在、整形外科で一般的に行われている治療は、保存療法と外科療法（手術）に大別できます。保存療法は、いま出ている症状を薬物療法や理学療法などで緩和する治療です。ひざが痛くなると、ほとんどの方がまず保存療法を受けられます。それを長年続けて、ひざの状態がいよいよ悪くなると、手術をすすめられます。手術もいくつかありますが、多くは、ひざの関節を人工関節に換える「人工関節置換術」です。

これらの治療については本文で詳しくふれますが、このように、保存療法を長く続けたあとに人工関節置換術を受けるというのが、一般的な治療の流れです。

しかし、その中間の治療として、関節鏡手術（関節鏡視下手術）があることは、意外と知られていません。私たちは、平成元年にクリニックを開業して以来、これまで四万件を超える関節鏡手術を行ってきました。クリニックを受診される患者さんの多くは、当院で治療を受けられた患者さんの紹介や口コミで来られます。これだけインターネットが普及し、情報があふれている現代でも、この治療を知らなかったとおっしゃる患者さんがとても多いのです。

ご高齢の患者さんが多いので、それも無理はないと思う反面、私たちはそのことを、非常に残念に思っています。もし関節鏡手術をもっと早く知っていたら、もっと早く痛みがらくになったでしょう。人工関節置換術を受けられた方は、それをせずにすんだかもしれません。そしていまも、この治療を知らずに痛みに困っている方が大勢いらっしゃるのです。

痛みが長期にわたると、しだいに治療をあきらめる患者さんが多くなってきます。

「もう年だからしょうがない」

「どこに行っても治らないのだから、がまんするしかない」

しかし、ほんとうにひざの痛みはがまんするしかないのでしょうか。痛みに耐えて、これからの人生を過ごすしかないのでしょうか。

そんなことはありません。冒頭で紹介した「笑い七三一」の会のメンバーのように、痛みのない新しい人生をやり直すことができるのです。そのきっかけを作るのが、関節鏡手術です。七八歳でこの治療を受けたHさん（女性）も、痛みのない、自分らしい人生を、関節鏡手術で取り戻すことができました。

◎手術の翌日には歩けた

Hさんがひざに痛みを覚えるようになったのは、六〇代のはじめのころだったそうです。立ち上がったときにひざが伸びない、ギシギシする、歩き始めが痛い。最初はそんな些細な症状から始まったひざの痛みは、よくなったり悪くなったりをくり返しながら、少しずつ、確実にひどくなっていきました。私のところに来られたときにはすでにひざに軽い変形があり、杖がなくては歩けない状態でした。

「ふだんはシクシクした痛みですが、ときどきひざに響くような激痛が走るんですよ」とHさん。その痛みと拘縮《こうしゅく》でひざの可動域（曲げ伸ばしの範囲）はせばまり、ひざを曲げられない、床に座れない、歩くと痛い、長く歩けないといった状態が長く続いていました。

しかしこうなるまで、痛みを放っておいたわけではありません。何軒もの整形外科や接骨院に行ったそうです。ところが、どこに行っても同じような治療のくり返しでいっこうによくなりません。人工関節置換術をすすめられたこともあったそうですが、年齢的にもそこまで大きな手術はしたくないと見送りました。そのとき医師から、「このままでは、一生このひざの痛みとつきあっていかなければなりませんよ」と言われたそうです。

手術もいやだし、この痛みを抱えたまま一生暮らすのもごめんだと思ったHさん。知人に紹介されて、私たちのクリニックに来院されました。

Hさんのひざを見ると、軟骨がすり減って一部は骨が露出していました。この骨がぶつかりあって、激しい痛みをおこしていたのです。さらに関節の中には、小さなカケラが無数にありました。摩耗した軟骨や骨の破片です。これらが関節の間にはさまったりぶつかったりして、痛みや炎症の原因になったり、関節の動きをせばめていたのです。

私は関節鏡手術でこのカケラを取り除き、炎症をおこしている滑膜やはがれかかった軟骨を切除して、関節の中をきれいにしました。これでHさんの症状は、確実によくなるはずです。

手術の翌日、患者さんが集まる団らん室に、Hさんの姿がありました。症状の軽い患者さんや若い患者さん（といってもせいぜい五〇代までですが）に混じって、なごやかに歓談しています。この治療は、体調がよければ翌日から歩くことができますが、Hさんのような高齢者はもう一日か二日安静にしていなければなりません。ところがHさんは痛みが軽かったためか、翌日にはベッドを下りてしまったのです。このときあまり無理すると傷口から多量に出血することがありますが、幸いHさんはそれほど出血しておらず、リハビリにもスムーズに取りかかれました。

Hさんは一週間で退院し、退院後は杖なしで一人でクリニックまで通院しておられます。私たちが指導したリハビリを一生懸命続けており、術後の経過も順調です。

「あのころの痛みがウソのようです。一人でどこにでも行けるようになって、ほんとに幸せ。もっと早くこの治療を知っていればよかったと、それだけが悔やまれます」

晴れ晴れした笑顔で、そうおっしゃっていました。

◎負担が少なく、痛みを根本から治す関節鏡手術

中高年のひざの痛みの大半は、Hさんのようにひざ関節の軟骨がすり減っておきる「変形性ひざ関節症」です。これは、加齢や肥満、生活習慣などが原因でおきる老化病の一種ですから、年をとればだれでもなる可能性があります。

私たちのクリニックを受診される患者さんも、六〇代、七〇代、八〇代の方が多く、最高では九六歳というご高齢の患者さんがいらっしゃいました。そういう患者さんでも安心して受けられるのが、関節鏡手術です。

関節鏡手術は日本で開発された技術で、内視鏡手術の一種です。ひざに五～一〇㎜の小さな穴を二つ（まれに三つ）あけ、そこに関節鏡を入れて、中を見ながら悪いところを治す治療です。人工関節置換術や骨切り術のようにひざを大きく切開する必要がなく、手術は一五分程度で終わります。

しかも、痛みの原因となっている軟骨などのかけらを取り除き、傷ついている部分を切除・修復して、痛みを根本から治す治療です。こうして関節の中をきれいにすると、傷んだ軟骨が再生する可能性があることもわかっています。何よりも、自分の関節を残すことができ、一生自分のひざで歩けるのです。

最近はスポーツ外来で、盛んに関節鏡手術が行われています。手術の傷跡が小さく、体力の回復も早いので、プロのスポーツ選手にもたいへん人気があるそうです。それだけよりよい治療法でありながら、変形性ひざ関節症で関節鏡手術があまり知られていないのは、医療者側にも普及させる努力が足りないからだと思います。

ひざの痛みに対する治療の選択肢は、保存療法と人工関節置換術の二者択一ではありません。進行して、ほんとうにひざ関節がダメになってしまったときは人工関節置換術しか選択できないこともありますが、その前の段階であれば関節鏡手術で十分対応できるケースが多いのです。

　また、もし、しばらく保存療法を続けても改善の見込みがないようなら、がまんして治療を続けるのはもったいない話です。保存療法を続けている間に、確実にひざは悪くなっていきます。その分少しでも早く関節鏡手術を受ければ、早く痛みが取れて楽になり、治癒率もぐんと高くなります。私たちの臨床では、中等度まででであればほぼ一〇〇パーセント、進行していたり、末期のものでも七〇パーセントは改善・治癒します。

　いまは、両ひざ同時に治療を受ける患者さんも増えています。両ひざ同時に行っても、術後三～四週間でほぼもとの生活に戻れます。

　このように、関節鏡手術は、体に負担が少なく、確実に痛みを取り除く治療です。この治療を一人でも多くの方に知っていただき、笑顔のあふれる人生を送っていただきたいと、私たちは願っています。

「ひざ関節鏡手術」がよくわかる本／目次

第2章 あなたのひざの痛みはなぜ治らないのか
――ほんとうに満足できる治療を受けていますか

第3章 ひざの痛みを根本的に治せるのは関節鏡手術だけ
――いくつになっても受けられる安心・安全な治療

第4章 あなたのひざの痛みは絶対治る！
——関節鏡手術ケーススタディ集

第5章 自分でできる予防とリハビリ
――二度とひざの痛みに苦しめられないために

第1章 ひざの痛みで、人生の大切な喜びを失うなんて

やりたいことをあきらめない人生を送るために

中高年の三人に一人はひざの痛みで悩んでいる

「ひざが痛くて歩くのもつらい」「立ち上がるたびに激しい痛みがある」「階段の上り下りが苦痛だ」「正座ができない」「外出もしたくない」……みなさん、人知れず、こんな悩みを抱えていませんか？　ご自身で抱えていなければ、みなさんのまわりで聞くことはないでしょうか？

ひざの痛みに悩む中高年は多く、日本では三〜四人に一人はひざの痛みを抱えているといわれています。この数字から推計すると、ひざの悪い人は、少なく見積もっても一〇〇〇万人を下らないでしょう。厚生労働省では、自覚症状のある患者数は約一〇〇〇万人、その予備軍である潜在的な患者数は約三〇〇〇万人いると推定しています。

しかしこれは、はっきりした自覚症状のある人たちだけで、ひざ痛予備軍……ひざに痛みや違和感はあるけれどまだ軽い人や、痛みが常態化していない人……まで加えると、その数はさらに増えると思われます。ひざの痛みはとくに女性に多く、六〇代以上になるとほとんどの人が、程度の差はあれ、ひざに痛みを抱えています。

三〇年以上前、私たちがひざの治療に本格的に取り組み始めたころは、いまほどひざの患者さんは多くありませんでした。病院に行く人自体少なかったこともありますが、それを差し引いても、こんなに多くはなかったでしょう。さらにさかのぼって、平均寿命が五〇歳足らずしかなかった戦前は、もっと少なかったと思います。

ひざの痛み、とくに中高年に多い変形性ひざ関節症は、寿命が伸びるにつれて増えてきました。ひざの関節は使うたびにこすれあい、軟骨が少しずつすり減っていきます。当然使えば使うほど、年をとればとるほどすり減っていき、ひざにいろいろな障害が出てきます。ですから寿命が長くなるほど、ひざを痛める人も多くなるのです。

日本人の平均寿命は戦後ぐんぐん伸びて、平成二七年には女性は八六・九九歳、男性は八〇・七五歳になりました。しかしせっかく長生きできるようになったのに、ひざが痛い、歩くのがつらい、外に出たくないというのでは、いったいなんのための長寿なのかわかりません。命を授かっている限りは、健康で元気に暮らしたい。だれもがそう願っているはずです。ところがそれを妨げ、人生の喜びを奪ってしまうのがひざの痛みなのです。

「歩く」というたったそれだけの喜びさえ奪うひざの痛み

「ひざを悪くして、初めて歩く喜びを知りましたよ」

こうおっしゃるのは、一〇年ほど前に私たちのクリニックでひざの手術を受けたYさん（当時六〇歳）です。ひざが痛くて、通勤もつらかったというYさん。手術前は極力出歩くのを控えていたそうですが、手術後は毎朝一時間の散歩を欠かしたことがありません。一〇年前よりもいまのほうが、ずっと健康的で若くなったとおっしゃっています。

Yさんだけではありません。手術を受けられた患者さんはみなさん、よく歩くようになります。そして、こうおっしゃいます。「歩けることが、すごくうれしい」と。健康な人にとって歩くことはごく当たり前の行為で、特別な喜びでも幸せでもありません。しかしひざの痛い人は、長いことそういう当たり前の自由すら奪われてきました。だから歩けるようになると、それがすごくうれしいのです。

毎日の診察でも、外来の患者さんは次の予約日を決めるとき、たいていご家族の都合に合わせて決められます。ひざが痛いと、だれかの都合を聞かなければ外出もできないのです。

仮りに一人で外出できたとしても、自分の行きたいところに行けなかったり、天気がよい日でなければ外出できなかったり、みんなと出かけても自分一人だけ取り残されてしまったり……ひざが痛くない人にはわからない、さまざまな制約があります。

みなさんも、友だちから旅行や観劇に誘われて、ひざが痛いばかりに断った経験はないでしょうか。ひざが痛くなければ、なんのためらいもなく好きなところに行けるのに、ひざが痛いばかりにあきらめなければならないのです。

ひざの痛みは、直接死に結びつくような病気ではありません。けれども、生活の質を著しく低下させます。歩いたり、立ち上がったり、ひざを曲げるたびに襲ってくるひざの痛み。それは日常のアクティビティ（活動性）を大きく制限し、やりたいことをやるという当たり前の自由を奪ってしまいます。その不自由さは、健康なひざを持っている人にはなかなか理解してもらえません。

また、その周囲の無理解も、ひざの痛い人にはつらいものです。「ひざの痛みくらい……」「老化だから仕方ないよ」。そんな言葉ですまされてしまい、ひざの痛みがどれだけつらいか、わかってもらえません。結局、痛みを我慢して家事をこなしたり、仕事をするはめになってしまいます。命には直接関係のない痛みだから、よけい無理をして悪化させてしまうのです。

これから先あなたは、旅行にも、観劇にも、買い物にも行けないような生活を望みますか。やりたいことをあきらめなければならない人生を送りたいですか。六〇代の人なら、まだ二〇年、人生が残っています。その人生をあなたらしく全うするために、もう一度ひざの治療にチャレンジしてみませんか。

やがては寝たきりの生活が待っている

ひざが痛くて歩けなくなると、だんだん家にとじこもるようになります。家にとじこもって歩かなくなれば、足の可動域はどんどん狭まっていき、よけい歩けなくなってしまいます。歩かないと足だけでなく、全身の機能も衰えていきます。

人間の筋肉の約七割は下肢に集中しています。歩いて筋肉を使えば、末端からの静脈血の環流がよくなり、血液が心臓に戻りやすくなります。それによって血液循環がよくなり、心臓も強くなる。血液も体のすみずみに送られ、全身の細胞に栄養や酸素が行き渡ります。

ところが歩かないと、血液循環に滞りが生じて老廃物がスムーズに排出されなくなり、細胞の新陳代謝も悪くなってしまいます。

人間の体は、使うことによって発達し、使わないでいると萎縮して衰える性質があります。運動選手の筋肉が太くてたくましいのは、運動によって鍛えているからです。反対に運動していない人の筋肉は、どんどんやせ細っていきます。それと同じように、内臓も使うほど強化され、使わなければ機能が低下していきます。

ですから体は休めるだけでなく、負荷をかけることも必要です。歩くという負荷をかけることで、心臓は全身に血液を送ろうとがんばるし、肺も大きく呼吸するようになります。体を動かせばおなかがすき、胃腸がよく働くようになります。カロリーも消費されます。こうして全身の内臓が使われ、活性化されるのです。

運動の効用は第4章でも述べますが、ひざを悪くするとそうした体を動かす基本ができなくなってしまうのです。

実際にひざが悪いと、トイレにも一人で行けなくなってしまいます。日常のすべてに、介助が必要になってくるのです。そして最後に行き着くのは、寝たきり……ということにもなりかねません。寝たきりの原因の一位は脳卒中、二位は骨折ですが、ひざの痛みもひどくなれば、歩けないという点で骨折と同じなのです。

寝たきりになれば認知症の心配も出てきます。どんどん体が悪い循環にはまってしまうのです。そうなると、もはや「ひざの痛みぐらい」ですませることはできません。

なぜひざは痛むのか、まずその正しい理解から

ところで、なぜひざは痛むのでしょうか。みなさんは意識していないでしょうが、ひざにはいつも大きな力がかかっています。立っているだけでも体重がかかっていますが、立ち上がる、歩く、走る、腰掛ける、正座する、跳び上がる……そういう日常の動作のたびに、さらに大きな力が加わるのです。

たとえば、平らな地面をふつうに歩いているときでさえ、瞬間的にですが、ひざには体重の五～六倍の力がかかります。まして走ったりジャンプをしたら、大変な衝撃が加わります。その衝撃を受け止めなければならないのですから、ひざにかかる負担がどれだけ大きいかわかるでしょう。

しかもそれが、いままで生きてきた年月の間、ずっとくり返されているのです。スポー

ひざの痛みはこうして起きる

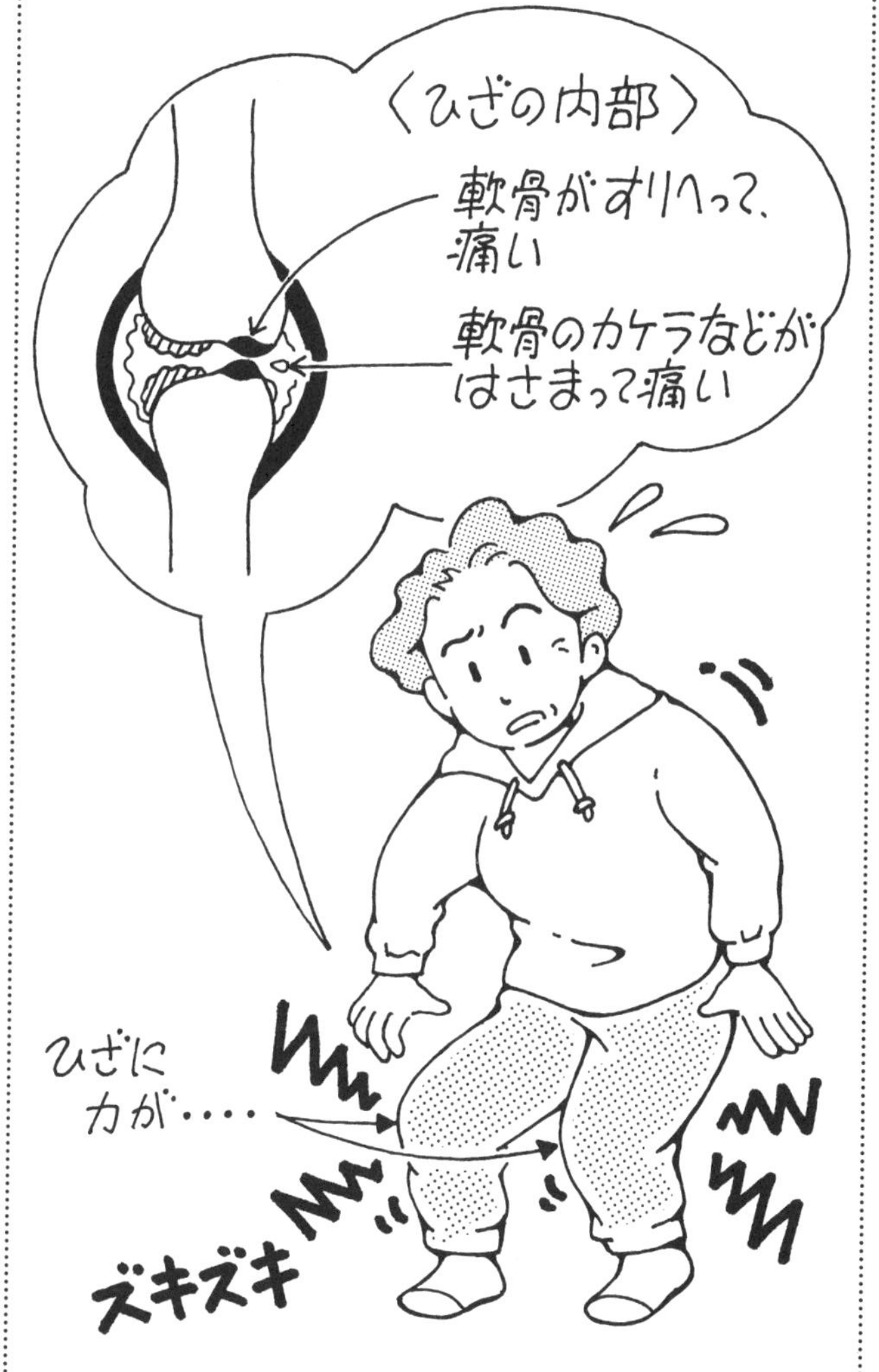
〈ひざの内部〉
軟骨がすりへって、痛い
軟骨のカケラなどがはさまって痛い
ひざに力が‥‥
ズキズキ

ツをしたり、重い荷物を持ったり、長く歩いたり、重労働をすればするほどひざにかかる負担が大きくなり、ひざを痛めることになります。ひざの痛みは一種の老化病で、酷使すればするほど痛みが出てくるのです。ですから年をとるほど痛みが出るのも、当然といえるでしょう。

ひざは、太ももの骨（大腿骨）とすねの骨（脛骨）をつないでいる関節です。それぞれの骨の先端には、数ミリの薄い関節軟骨がついています。この軟骨があるから、大腿骨と脛骨は直接ぶつかりあわず、スムーズに足を動かすことができます。

ところが、ひざに強い力がかかると、この関節軟骨がこすれてすり減っていきます。すり減った軟骨のカケラは、関節の中を浮遊しています。このカケラが関節にはさまったりぶつかったりして、痛みを惹起するのです。また軟骨がすり減ると、軟骨に保護されていた骨が露出し、骨同士が直接ぶつかり合うようになります。そこで激しい痛みが引きおこされるのです。これが、あとで説明する変形性ひざ関節症です。

もちろん、ひざの痛みの原因はほかにもいろいろあります。スポーツやケガでひざを傷めることもあるし、先天的なひざの障害によることもあります。またひざだけが悪い場合もあれば、全身性の病気にともなってひざが痛むこともあります。しかし圧倒的に多いのは、変形性ひざ関節症なのです。

いまひざの痛みを抱えている中高年、とくに七〇歳以上の方は、いまほど豊かではない時代を生き抜いてきた人たちです。子どものころからよく歩き、大人になってからも汗水流して働いてきました。その苦労の積み重ねが、ひざの痛みとなって現れているのです。

ひざの痛みを治すには、その原因を知らなければなりません。原因がわかれば、それを治す方法も自ずと見つかってきます。そのためにはまずためらわず、専門医の診察を受けることです。

動くたびにこすれあっているひざの関節

ひざがなぜ痛むかを理解していただくために、もう少し詳しくひざ関節のしくみを説明しておきましょう。

通常関節は、一方の骨が凸型に出っ張り、他方の骨が凹型にへこんで、ちょうど蝶番《ちょうつがい》のように凹凸部が接合しています。股関節も肩関節も顎関節《がくかんせつ》も、そういう安定した構造を持っています。

ところが、ひざ関節は違います。平らな骨同士が接合し、やや丸みをもった下の骨の周囲を、少しくぼんだ形の上の骨が滑るような形で動くつくりになっています。そういう不安定な形を安定させているのは、接合部の周囲についている靭帯や腱、半月板、筋肉などです。それらが、まさに精巧なベアリングのように、絶妙なバランスで接合部を支え、動かしているのです。

次ページの図を見てください。これがひざ関節の構造です。ひざ関節は、大腿骨と脛骨をつないでいる関節で、正式には大腿脛骨関節といいます。大腿脛骨関節は、さらに二つの関節で成り立っています。一つは大腿骨と膝蓋骨《しつがいこつ》（ひざのお皿）をつなぐ膝蓋大腿関節、もう一つは脛骨と、それを支えるようにある腓骨を結ぶ脛腓関節です。

そして大腿骨と脛骨の間には、そのすき間を埋めるように半月板という軟骨が、ひざの内側と外側に一つずつあります。半月板はちょうどクッションのような働きをしており、ひざにかかる衝撃を吸収し、圧力を均等に分散します。

また大腿骨と脛骨は、骨がそのまま接合しているわけではありません。先ほども書いたように、それぞれの骨の先端には関節軟骨がついていて、骨が直接ぶつからないようになっています。骨が直接あたっていたら痛いし、骨自体が壊れやすくなってしまいます。

ひざの内部はこんな構造になっている

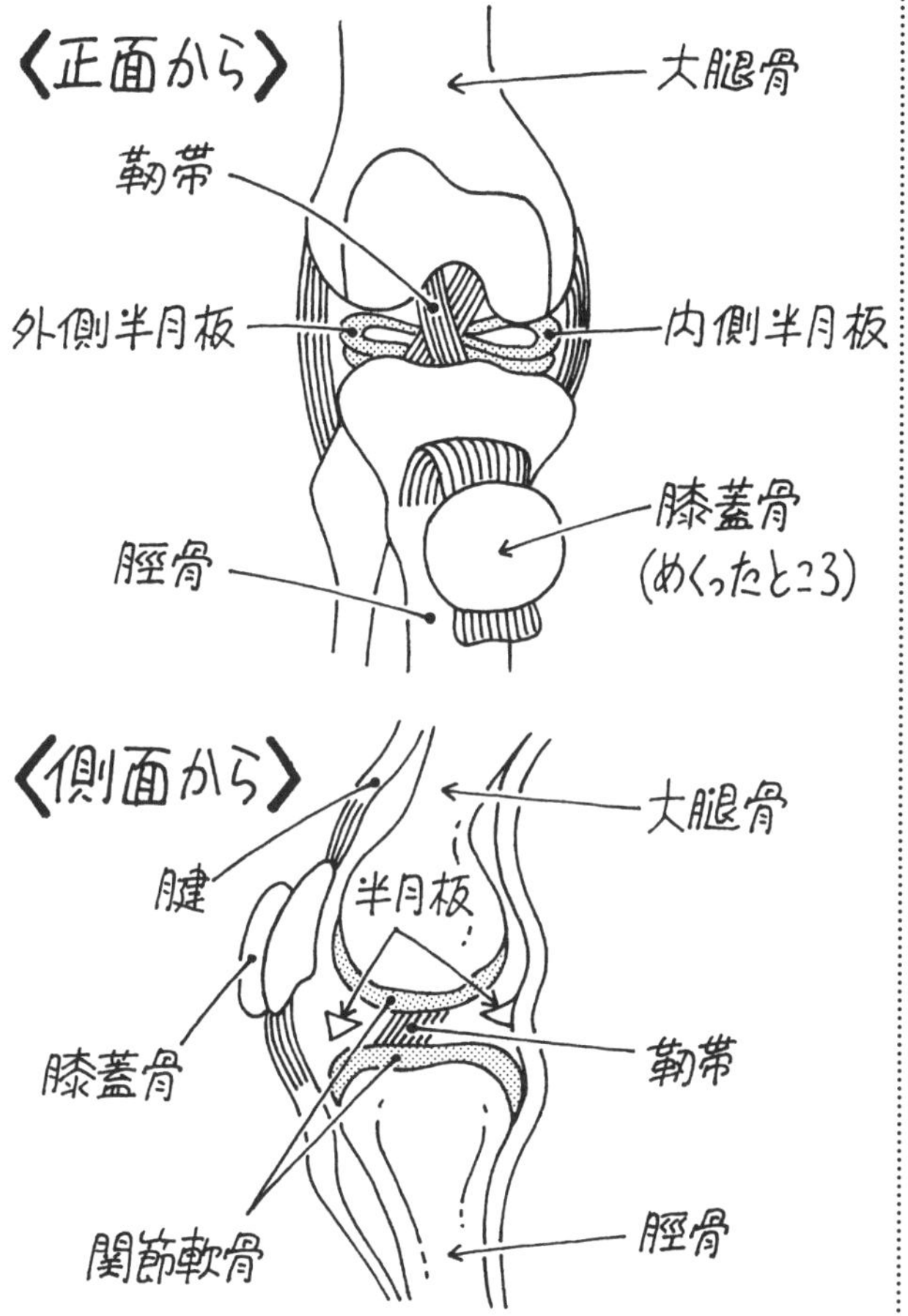

半月板や関節軟骨のような軟骨は弾力があり、表面がなめらかです。ですから強い衝撃に耐えられ、自在に、スムーズにひざを動かすことができます。また軟骨には血管や神経が通っていませんから、強い衝撃を受けても痛みが出たり出血することはありません。

関節をスムーズに動かすという点では、靭帯も大事な役目を持っています。ひざには大腿骨と脛骨を交差してつないでいる十字靭帯と、関節の両側で上下をつないでいる側副靭帯の二つがあります。これが前後や左右に動かしたりひねる働きを助けています。さらに上下の骨がずれないように、この二つの靭帯でしっかり保持しています。

このひざ関節全体を取り囲んでいるのが、関節包という繊維の袋です。この内側には滑《かっ》膜《まく》という膜があり、そこで関節液がつくられ、関節の中に分泌します。関節液にはたんぱく質、ミネラル、ヒアルロン酸などが含まれており、半月板や関節軟骨に栄養を送っています。

関節の中は、常時１cc程度の関節液で満たされています。これがちょうど車のエンジンの潤滑油のように働いて、上下の骨がこすれる際の摩擦を少なくしています。関節液は吸収と浸出をくり返しながら関節の中を循環していますが、滑膜《かつまく》に炎症がおきるとこの循環が悪くなり、いわゆる「水がたまる」状態になります。水がたまると軟骨への栄養供給が十分行われず、軟骨がもろくなっていきます。

ひざが大きな圧力や衝撃に耐えて自由に動くのは、このように複雑なしくみを持っているからです。そのどこかに断裂や摩耗や炎症がおきると、ひざが痛むようになります。

中高年のひざ痛の大半は「変形性ひざ関節症」

ひざの痛みには先天性のもの、外傷性のもの、炎症性のもの、腫瘍によるものなどがありますが、そのどれにも入らず、いちばん患者数の多いのが「変形性ひざ関節症」です。中高年の二五～四〇パーセントに変形性ひざ関節症があるといわれていますから、だいたい三～四人に一人の割合です。この割合は、年齢が高くなるほど多くなります。あとで書くように、変形性ひざ関節症は生活習慣病であり、老化病だからです。

私のクリニックでは、患者さんの約七割、中高年にしぼると約九割は変形性ひざ関節症です。ですから六〇歳以上のひざ痛の大部分は、変形性ひざ関節症だといっていいでしょう。

変形性ひざ関節症とは、ひと言でいえばクッションの役目をしている関節軟骨が加齢などの影響ですり減ってしまう病気です。軟骨がすり減ると骨が露出し、直接ぶつかりあうようになります。またはがれ落ちた軟骨のカケラが関節にはさまって痛みが出たり、関節を包んでいる袋（関節包）にぶつかって炎症をおこしたりします。

この病気のおもな症状は、痛みと拘縮です。痛みは、もちろん程度の差はありますが、シクシク、キリキリ、ズキズキした痛みが初期から末期まで一貫してあり、患者さんがいちばん悩まされる症状です。

痛みと同時にひざがこわばり、動かしにくくなってきます。この状態を、私たちは拘縮といっています。拘縮がおきると、関節の動かせる範囲（これを可動域といいます）がだんだんせばまってきます。健康なひざなら〇度（ひざをまっすぐ伸ばした状態）から一五五度（正座などで深く曲げきった状態）まで自在に動かせますが、足をまっすぐ伸ばしきれなかったり、痛くて深く曲げられなくなってしまうのです。

足を動かさなくなると、可動域はますます狭くなっていきます。一五〇度から一二〇度になり九〇度になって、やがては正座や横座りはおろか、いすに腰掛けるのがやっとというような状態になってしまいます。足も若いころのようにまっすぐ伸びず、くの字に曲げて歩く情けない姿になってしまいます。

正常なひざ，変形性ひざ関節症のひざの内部

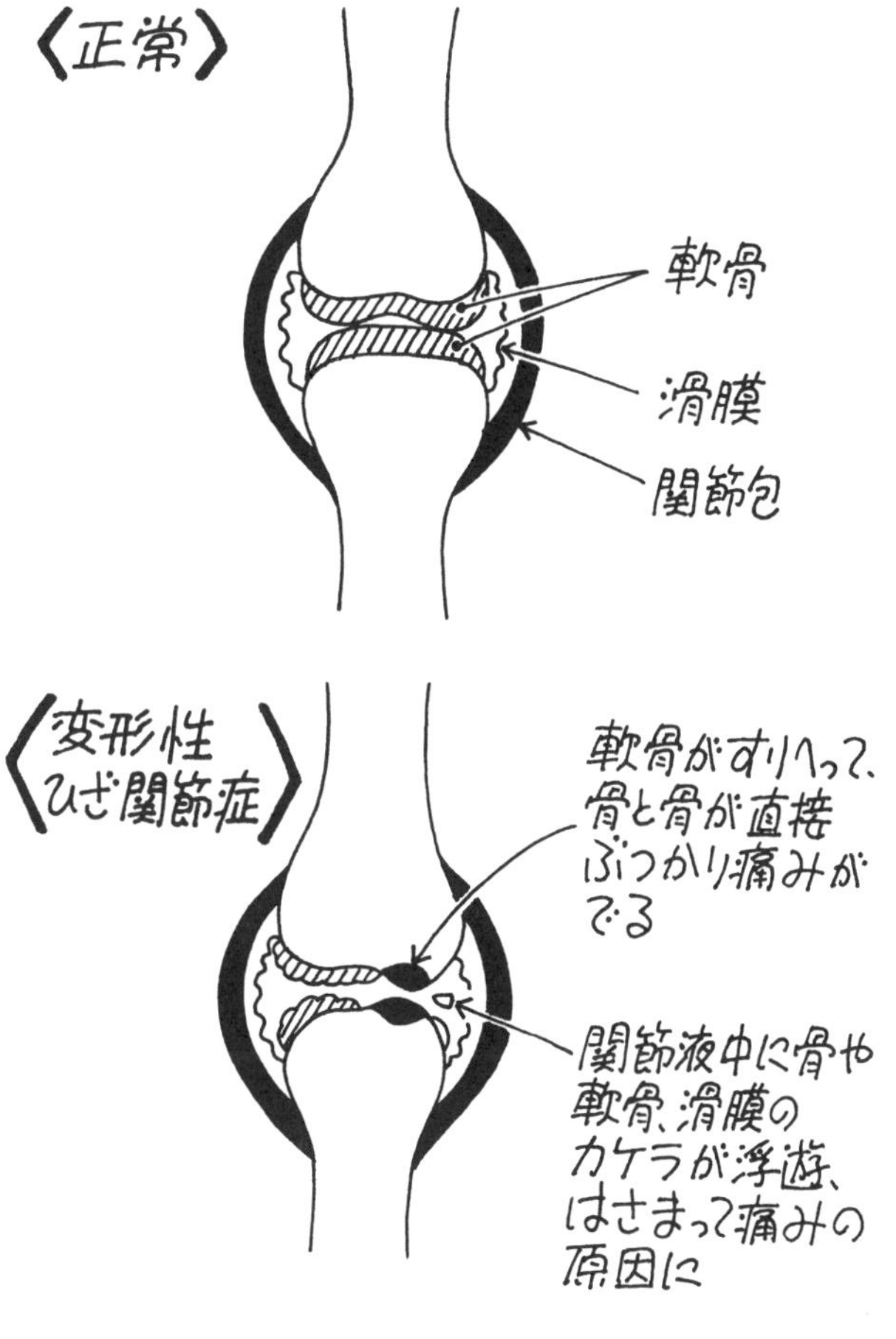

このように狭い範囲でしか動かせなくなり、筋肉がますます硬くなってさらに動かしにくくなることを屈曲拘縮といいます。まさに痛みと運動制御の悪循環に陥ってしまうのです。

痛みと拘縮は、初期の段階ではそれほど強くありませんが、変形性ひざ関節症が進行するにつれてひどくなっていきます。またそれ以外にも、炎症がおきてひざに水がたまったり、腫れるなどの症状が出て、やがて関節が変形していきます。これらの症状については、あとで解説することにします。

変形性ひざ関節症は、はっきりした原因があっておきるわけではありません。しいていえば、生活習慣や加齢、肥満などによっておこります。したがってだれにでもおきる可能性があるのです。こういう、原因がとくにない変形性ひざ関節症を「一次性の変形性ひざ関節症」といいます。

それに対して、別の病気やケガによって変形性ひざ関節症が引きおこされることもあります。スポーツによって靭帯や半月板が損傷したり、慢性関節リウマチや化膿性関節炎などの病気によっておきる変形性ひざ関節症です。これを「二次性の変形性ひざ関節症」といいます。

　また、生まれつき脚の形が悪くて変形性ひざ関節症になる人もいます。たとえば生まれたときからO脚があると、ひざの内側に体重がかかるので内側の軟骨が摩耗し、変形性ひざ関節症が進行していきます。

　原因はともあれ、どの変形性ひざ関節症も症状は同じですから、関節鏡手術によって改善させることができます。ただし二次性の変形性ひざ関節症の場合は、もともとの病気の治療も並行して行わなければなりません。

変形性ひざ関節症は糖尿病や高血圧症と同じ生活習慣病

「いつごろから痛みが出始めましたか」

　初診のときに私たちがこうたずねると、ほとんどの患者さんはそれに正確に答えることができません。たいていは、

「さぁ、いつごろからだったでしょうか……」

と首をかしげます。

　変形性ひざ関節症は、ゆっくりと、時間をかけて進行します。ですから初期のころは、

ほとんど自覚症状がありません。知らないうちに始まり、気がついたときには軟骨が消失していた。そんなこともありうるのです。

しかしこの病気は、まったく症状がないわけではありません。歩きはじめの一歩を踏み出したとき、ひざが痛い、ギシギシする、何となく違和感がある。あるいは、正座がしにくくなった、足をまっすぐ伸ばして歩けないなど、少し気をつけていれば、何かしらの異変に気づきます。

ただ、こうした異変は歩いたり足を動かすうちにおさまってきます。ですからほとんどの人は「たいしたことがない」と、そのまま放置しがちです。そしてしばらくたってまた足を動かしたとき、痛みや違和感を覚えます。そのときは、前より少し痛みが強くなっていたりします。そしてまた、その痛みや違和感もおさまっていきます。

このようによくなったり悪くなったりをくり返しながら、少しずつ進行していくのが変形性ひざ関節症です。

この病気を私たちは、糖尿病や高血圧症などと同じ生活習慣病の一つだととらえています。生活習慣病と同じような経緯を経て発症し、増加するようになったからです。

戦後、日本人の食生活は欧米化し、肉や乳製品をたくさんとるようになりました。同時に電車や車などの交通手段が発達し、電化製品も普及して、体を動かさなくなりました。その結果増えたのが、生活習慣病です。

生活習慣病が発症する背景には、栄養過多、運動不足、それによって引き起こされる肥満などがあります。変形性ひざ関節症にも、そっくり同じことがいえるのです。

栄養が過剰になれば血液中にブドウ糖やコレステロールが増えて血行が悪くなります。血行が悪くなると骨の細胞にも栄養や酸素が十分運搬されなくなり、骨や軟骨がもろくなります。それがちょっとした刺激や衝撃ではがれて、変形性ひざ関節症がおきるのです。

また運動不足によって引きおこされる筋力の低下が、さらに変形性ひざ関節症を進行させます。筋力が弱るとひざ関節をしっかり支えられず、関節が壊れやすくなるのです。

このように生活習慣病をおこす要因が、そのまま変形性ひざ関節症をおこす要因に重なるのです。ただ、幸いにも変形性ひざ関節症は、症状が内にこもらず表に出ますから、いやでも「ひざが悪い」ことを自覚できます。その自覚した時点で対処していれば、治療も簡単ですみ、ひざの痛みを完全に治すことができるのですが、そうできないのが変形性ひざ関節症です。

変形性ひざ関節症になりやすい人

病気になると、何か原因があると考えるのがふつうです。ところが、変形性ひざ関節症にははっきりした原因があるわけではありません。だから生活習慣病なのですが、直接の原因はなくともその病気を引きおこすいくつかの要因はあります。それは、加齢、肥満、ひざの酷使などです。それらの要因について考えてみましょう。

①加齢

これが変形性ひざ関節症の最大の要因です。ひざを長く使えば使うほど軟骨がすり減っていきますから、長生きするほどひざの痛い人が増えていきます。

同時に、加齢にともなって筋肉が衰え、ひざをしっかり支えられなくなるとひざが痛みやすくなります。また高齢になると全身の血行も悪くなりますから、骨に栄養や酸素が十分供給されなくなり、骨がもろくなったり軟骨がはがれやすくなります。

②生活習慣

ひざに負担のかかる生活習慣、たとえば正座をよくする、長くしゃがむ姿勢をとり続けるなどの習慣があると、変形性ひざ関節症の進行が早くなります。正座やしゃがむ姿勢は、ひざを深く折り曲げます。すると関節液の流れが止まって軟骨が栄養をとれなくなり、軟骨細胞が壊死してしまいます。そこで軟骨が摩耗しやすくなるのです。

正座やしゃがむ姿勢に限らず、同じ姿勢を長くとり続けるのはよくありません。全身の血行が悪くなり、結局ひざを痛めることになります。

③肥満

肥満の人が変形性ひざ関節症にかかる割合は、そうでない人の約四倍です。明らかに肥満は変形性ひざ関節症の危険因子です。肥満すると、立っているだけでもひざに負担がかかり、ひざを痛める原因になります。まして歩いたり走ったりしたら、その衝撃が体重に加わり、さらにひざにかかる負担が増します。

肥満は変形性ひざ関節症の原因となりますが、同時に結果でもあります。肥満するとひざに負担がかかり、痛みが出てきます。すると動きたくなくなり、運動不足が加速して肥満が進みます。肥満がひざの痛みを呼び、それがまた肥満の原因になるという悪循環に陥ってしまうのです。

④スポーツ

健康のためにスポーツが推奨されていますが、なかにはひざを痛めるスポーツもありますから、気をつけてください。テニス、バスケット、バレーボール、サッカーなど、ジャンプしたり激しく走ったりするスポーツは、衝撃が直接ひざに伝わり、ひざを痛める原因になります。若いころからこういうスポーツをしてきた人は、変形性ひざ関節症にかかるのが早い傾向があります。

また中高年以上になったら、激しいスポーツは避けたほうが無難です。年をとると筋肉の弾性が落ち、骨も弱くなってきますから、ひざが傷つきやすく、いったん傷つくと治りにくくなります。

女性に圧倒的に多いのはなぜか

ひざを痛めている人を見ると、圧倒的に女性に多いことに気づきます。私のクリニックに来られる患者さんも、七割が女性です。全国的な統計を取ったわけではありませんが、男性と女性の患者比はおよそ一対四くらいではないでしょうか。

　患者さんの数だけではありません。発症年齢も、女性のほうが早い傾向があります。女性は早い人で四〇代から症状が出始めますが、男性はそれより一〇年遅い五〇代以降です。こうしたことから、女性のほうがひざを痛めやすい傾向にあることがわかります。

　ではなぜ、女性はひざを痛めやすいのでしょうか。

　男性に比べると女性は筋肉がやわらかく、筋肉の量も少ない。したがって筋力が弱く、骨や関節を支える力が弱いので、どうしても関節がゆるみやすくなります。これは女性特有の体質で、女性ホルモンが関係しています。女性ホルモンには皮下脂肪を増やし、筋肉をやわらかくする作用があるのです。

　関節がゆるいとひざがよく動き、可動域（動かせる範囲）が広くなるという利点もあります。しかし可動域が広いとそれだけ関節の接触面が広くなり、損傷する機会も多くなるのです。また関節がゆるいと安定性が悪くなり、うまくローリング（回転）しなくなります。車のタイヤにストッパーをかけると、それだけタイヤのすり減りが多くなりますが、それと同じように関節がこすれあうような動きになり、傷がつきやすくなってしまうのです。

また女性は閉経によって、急激に女性ホルモンが減少します。これも骨にとってよくありません。女性ホルモンが減少すると、骨がもろくなってしまうからです。

女性は正座をする機会が多いという、女性特有の生活習慣も関係しています。正座をするとひざに負担が強くかかり、ひざを痛める原因になります。一般に正座をする習慣が長いほど、ひざの老化は早まります。

そしてなんといっても、女性は男性より長寿です。変形性ひざ関節症は一種の老化病ですから、長生きすればそれだけ変形性ひざ関節症にかかる割合も高くなります。

女性に変形性ひざ関節症が多いのは、こうした理由があげられます。

変形性ひざ関節症の進行度は五段階に分けられる

変形性ひざ関節症は、時間をかけながらゆっくり進行していきます。ですから初期の段階では、あまり痛みは感じません。しかし進行するにしたがって、さまざまな症状が出てきます。私たちはこの変形性ひざ関節症を、軟骨の状態によって五段階に分けています。

患者さんには症状がなくても、関節鏡でひざの中を見ると、骨や軟骨には次のような変化がおきています。

◆第Ⅰ期／軟骨表面の変性

最初の変化は、関節軟骨の表面に現れます。表面の色が変わったり、毛羽立ったり、やわらかくなってくるのです。変化は軟骨表面の一ミリくらいまでで、その下の軟骨は正常です。この段階では、まだ痛みを感じることはありません。しかし朝起きたときにひざがこわばったり、ひざを動かし始めるときに不快な違和感を感じることがあります。はっきりした症状はないものの、少し注意してからだの様子をうかがえば、ひざの関節がおかしいことがわかります。

◆第Ⅱ期／軟骨の浅い潰瘍

関節軟骨の表層に浅い潰瘍ができ、少しすり減った段階です。いちばん深い潰瘍でも軟骨の半分程度で、まだ半分残っていますから、痛みを感じることはほとんどありません。レントゲン写真で見ると、軽度の骨硬化像が見えることがあります。骨にストレスがかかると硬くなり、白っぽく映るのです。

症状としてはⅠ期と同じように朝のひざのこわばり、ロッキング症状（骨と骨との間に物が挟まったような感じがして動かしにくくなる症状)、ひざが伸びにくい、曲げにくいといった拘縮です。しかし動き始めると症状が取れてふだんのひざの状態に戻りますから、この段階で病院に行こうという人はあまりいません。

◆第Ⅲ期/軟骨の深い潰瘍

軟骨の潰瘍が進行し、深くなった段階ですが、まだ軟骨が残っています。また骨棘《こっきょく》といって、骨が増殖し、関節面のサイドにトゲのように出てくることがあります。しかし骨棘が形成されても、軟骨が残っているので痛みはあまりありません。

Ⅰ期、Ⅱ期に引き続いて、立ち上がったり歩き始めたりという動作の初期段階でズキッとした痛みやこわばり、ロッキング症状のほか、摩擦音(ギシギシとかゴリゴリといったこすれあう感じ、またはそういう音)を感じることもあります。

この段階になると関節表面がデコボコになっており、ひざを使いすぎると一部の骨が摩擦して熱をもったり、腫れることがあります。ひどくなると水(関節液)がたまってきます。変形性ひざ関節症の症状が、少しずつ顕在化してくる段階です。

しかし、まだ痛みは長く続きません。動いているうちに痛みは取れてきます。腫れたり水がたまっても、病院に行って薬をもらい、二、三日安静にしていれば腫れや水は引きます。仕事や生活に支障が出ることはないので、まだ病院に行く人は少ないでしょう。

◆第Ⅳ期／軟骨が消失し、骨が露出

潰瘍がさらに進行して軟骨がなくなり、骨が露出した段階です。骨が直接ぶつかるので痛みがはっきり出るようになり、拘縮も強くなります。長くしゃがめない、正座ができない、階段の上り下り、とくに下りがつらい、長く立っていられないなど、下肢の動きが制限されてきます。また炎症がおきて、腫れたり水がたまるようになります。このころから、関節の変形（多くはO脚）が見られるようになってきます。

こうした症状は、Ⅲ期までのように、すぐには引きません。抗炎症剤や鎮痛剤を飲んだり、水を抜いてもらわなければならなくなります。

この段階でも痛みはつねにあるわけではなく、ひざを曲げる角度によって痛くなったり、ある動作をすると痛くなったりします。なぜかといえば、関節の壊れ方が部位によって違うからです。

一般にひざ関節は、後ろ側から壊れていきます。ひざを曲げると関節は前側が開き、後ろ側が閉じて当たります。その閉じたところに体重がかかるので、曲げたときに後ろ側にかかる圧力がいちばん強く、後ろが壊れやすいのです。またひざを伸ばしたときは関節の接触面が大きいので、体重が同じようにかかっても痛みはあまりありません。ですから正座ができない、しゃがめないという人でも、伸ばせば楽になるのです。

いずれにしてもⅣ期になると変形性ひざ関節症の症状がさまざまな形で現れ、ようやく病院に行こうと重い腰を上げるようになります。

◆第Ⅴ期／骨の組織の欠損

骨の組織がなくなり、神経が露出してきます。したがって骨のカケラが当たっただけでも痛くなります。患者さんの中には寝返りをうっただけでも痛く、不眠を訴える人も出てきます。眠れなくなると体力が消耗し、ますますひざの状態が悪くなってしまいます。

下肢の動きはさらに制限され、日常生活にも支障をきたすようになります。外出などもできなくなり、運動量が減って筋力が落ち、これもひざの状態を悪くします。

この段階になるとO脚やX脚が進行し、見ただけでひざが悪いとわかります。足の変形の九割以上はO脚です。関節の変形が進むと、関節鏡手術だけでは治せなくなってきます。高位脛骨《けいこつ》骨切り術や人工関節置換術、装具療法などを併用して関節にかかる荷重が均等になるように矯正しなければなりません。

変形性ひざ関節症の進行度と自覚症状

進行度		状　態	症　状
初　期	第Ⅰ期	軟骨表面の変性	はっきりした自覚症状はないが、足を動かし始めるとき、ひざに不快な違和感が生じる。
中　期	第Ⅱ期	軟骨の浅い潰瘍	痛みはないが、朝起きたときなどに、ひざのこわばりや拘縮を感じるようになる。
	第Ⅲ期	軟骨の深い潰瘍	歩き始めなどにズキッとしたりするが、安静にしていれば痛みは長くは続かない。
進行期 末　期	第Ⅳ期	軟骨の消失 骨の露出	正座ができない、階段の下りがつらいなどの症状が出てくる。腫れたり水がたまる。
	第Ⅴ期	骨の組織の欠損	寝返りをうっただけで痛くて、日常生活にも支障が。見た目もＯ脚が顕著になってくる。

変形性ひざ関節症になると、こんな症状が現れる

いま説明した五段階のうち、Ⅰ期が初期、Ⅱ期からⅢ期までが中期、Ⅳ期からⅤ期が進行期・末期と分類できます。病院に足を運ぶのは、たいていⅣ期以降の患者さんです。私のところで治療を受けられる患者さんは、Ⅳ期の患者さんが半分弱、あとはⅤ期の患者さんです。Ⅲ期まででは関節軟骨や骨に関節鏡的な所見は見られますが、自覚症状がそれほど強くないため、わざわざ病院で治療を受けようとする人はあまりいません。

変形性ひざ関節症になると、ひざの痛み、拘縮、炎症、水腫、ひざの変形などの諸症状が現れます。しかし初期のうちは、その徴候がわずかに現れるだけです。少しずつ、はっきりと変形性ひざ関節症の症状を呈するのは、Ⅲ期の後半以降です。とはいえ、すべての症状が出るわけではありません。症状の出方には個人差があり、同じⅣ期でも関節が変形する人がいれば、しない人もいます。またひざに水がたまる人もいればたまらない人もいます。

しかし痛みは、初期から末期まで一貫して現れます。痛みは拘縮や炎症、関節の変形な

ど絡み合いながら、徐々に強くなっていきます。

それぞれの症状について、もう一度まとめておきましょう。

◆痛み

いちばんつらい症状で、患者さんの訴えの中心となるのが痛みです。痛みの原因はいくつか考えられますが、いちばん大きいのは骨や軟骨からはがれた遊離体です。変形性ひざ関節症は、関節軟骨が少しずつすり減る病気です。すり減った軟骨のカケラは関節の中を浮遊しており、それがちょっとしたひざの動きや角度で関節の中の組織に引っかかったりはさまったりします。そのとき、痛みを引きおこすのです。

初期の段階では、足を振ったり動かしたりすると痛みがなくなります。これは引っかかった遊離体が関節から逃げるからです。しかし軟骨のすり減り方が大きくなって遊離体が増えれば増えるほど、痛みは頻発して痛みの程度も強くなります。関節軟骨や骨だけでなく、損傷した半月板や骨棘のカケラなど、関節内にある遊離体はすべて痛みの原因になります。

◆拘縮

どの関節にも、一定の動かせる範囲があります。それを可動域といいますが、ひざの場合、健康なら〇度から一四五度まで自由に曲げたり伸ばしたりできます。ところが変形性ひざ関節症が進行すると、それができなくなってきます。関節が硬くなってスムーズに動かなくなり、可動域が狭くなってくるのです。この、自由に曲げ伸ばしができなくなり、可動域が狭くなることを拘縮といいます。

拘縮を助長するのが、痛みです。痛みがあると深く曲げたり、まっすぐ伸ばせなくなってきます。するとますますひざが硬くなり、曲げ伸ばしができなくなってきます。

拘縮には、必ず痛みがともないます。痛いから動かさない。動かさないとよけい痛みが強くなる。こういう悪循環で、拘縮と痛みは進行していきます。

◆炎症

関節の中の遊離体（軟骨や骨、半月板などのカケラ）が多くなると、その遊離体や、遊離体から出る酵素が関節包内部の滑膜や滑液包を刺激し、炎症をおこします。この炎症が痛みや腫れ、熱感、水腫（水がたまること）の原因になります。Ⅲ期の後半以降、炎症がよくおきるようになります。

炎症は、生体の防御反応の一つと考えていいでしょう。体に対して有害な刺激があると、それを抑えようとして白血球が集まってきます。白血球は活性酸素を武器に有害な刺激物と戦いますが、その過程で発熱や腫れが出てくるのです。いってみれば、からだが異常を修正する過程でおきる症状で、自然治癒力の一つの形なのです。

◆関節水腫（水がたまる）

関節包の中の関節のすき間（関節腔）を満たしているのは、滑膜から分泌される関節液です。関節液は軟骨に栄養分を送るとともに、関節がスムーズに動くように潤滑油の役目を果たしています。この関節液が関節腔内に適量以上にたまった状態が関節水腫で、「ひざに水がたまった」状態をいいます。

関節水腫は、滑膜の炎症にともなっておこります。滑膜が炎症をおこすと、滑膜が腫れてきます。すると関節液を分泌する穴も大きくなり、そこからどんどん関節液が分泌されるようになるのです。関節腔はふだんはぺしゃんこですが、関節液の分泌量が多くなると関節腔もふくらんできます。

また筋力の低下も、水腫の原因になります。筋力が弱いと関節の内圧が下がって水がたまりやすくなるのです。ひざを痛めている人はたいてい筋力も弱いので、水がたまりやすくなります。

関節液の量は通常一ccで程度ですが、関節水腫になると三〇ccとか五〇ccという大量の水がたまることもあります。水がたまるとひざ全体がふくらみ、関節内部を圧迫して痛みが出たり関節が動かしにくくなってきます。

また炎症をおこした滑膜から分泌される関節液は栄養に乏しく、軟骨細胞に必要な栄養が供給されなくなります。ですから炎症をくり返してつねにひざに水がたまっていると、軟骨がもろくなり、ひざ関節症も進行していきます。

◆ひざの変形

変形性ひざ関節症が進行すると、ひざから下が変形してきます。多くはがに股、つまりO脚になりますが、まれにX脚になる人もいます。ひざの変形は、変形性ひざ関節症がかなり進行した段階で現れます。したがって外から見て明らかにひざが曲がっている人は、ひざの痛みも相当きついはずです。

原因は軟骨のすり減り方の不均等です。人の歩き方や姿勢にはそれぞれ癖があって、関節軟骨も均等にすり減るわけではありません。たいていは内側や裏側から減っていきます。すると体重がその摩耗した部分にかかるようになり、さらに軟骨の内側や裏側が減っていきます。それが、O脚をひどくするのです。X脚は逆に、関節軟骨の接合面の外側がすり減っておこります。

関節が変形すると、歩き方も不自然になります。それが関節包や骨と骨をつないでいる靭帯に機械的な刺激を与え、炎症や痛みを引きおこすこともあります。

ひざに変形がおきていたら、すでにⅣ期以降の変形性ひざ関節症と考えていいでしょう。

あなたのひざ関節症はどの段階か

ひざの痛みで悩んでいるみなさんは、ご自分が変形性ひざ関節症のどの段階なのか気になるのではないでしょうか。

どんな病気も、早期発見、早期治療が完治への近道です。ひざの痛みも、Ⅲ期までの初期の段階で治療を受ければ、ほぼ一〇〇パーセント治ります。なぜかといえば、この段階ならまだ関節軟骨が残っていて、関節の中を関節鏡できれいに掃除すると軟骨が再生してくる可能性があるからです。

また関節軟骨が残っているうちに治療を受ければ、治療後のアクティビティ（日常の活

あなたのひざの痛みはいま何期？　（○印が発症期）

症　状	期				
	Ⅰ	Ⅱ	Ⅲ	Ⅳ	Ⅴ
ひざの力が抜け、カクンと折れる	○	○			
あぐらをかくと痛む	○	○			
しゃがむと痛む	○	○			
曲げると痛む	○	○			
正座すると痛む	○	○			
動かすとゴキゴキ音がする			○	○	
ひざをまっすぐ伸ばせない			○	○	
関節が腫れて熱をもつ			○	○	
関節に水がたまる			○	○	
階段の上り下りで痛む			○	○	
左右のひざの間が離れる			○	○	
寝返りでひざが痛む				○	○
ひざの裏が張った感じがする				○	○
脚が重い				○	○
下腿・足がむくむ				○	○
ふくらはぎが張る、つる				○	○
朝起きるとひざがこわばる				○	○
立ち上がるときひざが重い				○	○
ひざの中で硬いものがふれる				○	○
ひざの中がひっかかり動かない				○	○

動性）が高く、回復も早くなります。

ですから、ご自分のひざの状態がいまどの段階なのか、ある程度自分で把握しておくことも必要でしょう。幸い変形性ひざ関節症は、必ずひざに何らかの症状が出ます。ですからそれを早い段階でキャッチし、治癒につなげることです。

変形性ひざ関節症の症状を、五期の段階別にまとめてみました（前ページ参照）。厳密に分けることはできませんが、「こんな症状が出たら何期だ」という、ご自分の症状を見きわめる目安になると思います。

ひざの悪い人は、大なり小なり痛みやこわばり、拘縮などの違和感をひざに感じているはずです。自分でひざが悪いことを知っているのに、「まだ大丈夫」「たいしたことはない」と思いがちです。しかしこうした油断が治療を遅らせ、治りにくくさせているのです。

変形性ひざ関節症以外にもあるひざの痛み

これまで変形性ひざ関節症を中心に話を進めてきましたが、ほかの病気がひざの痛みの原因になっていることもあります。ここでは変形性ひざ関節症以外にも、ひざに痛みをおこすおもな病気について簡単にふれておきましょう。

まず先天性のものとして、タナ障害（滑膜ヒダ障害）、半月板の異常や膝蓋骨（ひざのお皿）の亜脱臼などがあります。外傷性のものとしてはスポーツによる半月板や滑膜ヒダの断裂、靭帯の損傷、炎症性のものには慢性関節リウマチ、化膿性関節炎、痛風性関節炎などがあります。また骨壊死や骨軟骨腫症も関節内に遊離体をつくり、変形性ひざ関節症とよく似た症状を呈します。

これらの病気は、変形性ひざ関節症と同じように、関節鏡手術で改善していきます。

◆慢性関節リウマチ

膠原病という病気の一つで、全身の関節に炎症をおこす病気です。したがってひざだけでなく、手や足の指、足首、手首、股関節、肩関節などに炎症をおこします。

この病気の特徴的な症状は、朝の手指のこわばりです。このこわばりから発見されることが多く、しだいに関節の炎症、変形へと進展していき、下肢関節に炎症がおきると歩行が困難になることもあります。

慢性関節リウマチは免疫の異常によって引きおこされる自己免疫性疾患で、変形性ひざ関節症は加齢による器質的な変化からおきる病気ですから、この二つはまったく違う成り立ちで発症します。自己免疫疾患とは、もともとある自分の組織や細胞を、免疫機能が異物と誤認して攻撃してしまうやっかいな病気です。

慢性関節リウマチか変形性ひざ関節症かは所見だけでも判断できますが、血液検査を行えば間違いありません。

慢性関節リウマチが進行すると、ほとんどのケースで変形性ひざ関節症を合併します。経過とともに軟骨が壊れて、変形がおきてくるのです。ですから治療も、従来の治療（薬物療法や理学療法、運動療法）に関節鏡手術を加えると非常によい結果が得られます。

◆骨壊死

ひざ関節の骨の一部が腐ってしまう病気です。壊死した骨組織はもろくなり、遊離体などがぶつかると崩れたりはがれやすくなります。その遊離体が、ひざに痛みをおこします。

骨が壊死するのは、骨細胞に血液が届かないためです。私が大学病院に勤務していたころは年間二、三例しかありませんでしたが、最近は増えており、年間一〇例以上あります。

その背景には、食生活の変化があります。動物性脂肪やたんぱく質を多くとるようになって血管が硬化し、骨細胞に栄養や酸素が十分供給されなくなったのです。脳梗塞や心筋梗塞と同じような症状が、骨にもおきていると考えるとわかりやすいでしょう。

症状はズキズキした痛みやゴリゴリという軋轢《あつれき》音（こすれあう音）があり、変形性ひざ関節症とよく似ています。痛みや違和感、軋轢音の原因は、壊死した骨や軟骨の遊離体による刺激ですから、これを取り除くと改善していきます。また関節鏡下で壊死した骨を削り取り、ドリルで骨髄に穴をあけると骨に栄養が届き、骨が再生してきます。

◆関節ネズミ

関節内で遊離体が発生する病気を、総称して関節ネズミと呼んでいます。その一つが骨軟骨腫症です。これは関節を覆っている滑膜が骨や軟骨に変化（骨化）し、その骨化したものがはがれて遊離体になり、関節を刺激する病気です。

同じような病気に、離断性骨軟骨炎があります。関節面の軟骨が、その下の骨と一緒にはがれ落ちる病気で、長年の関節内の損傷や骨壊死が原因と考えられています。

関節ネズミと呼ばれるのは、はがれた遊離体が関節の中をチョロチョロ動くからです。この遊離体を取り除いて壊れかけた骨や軟骨をきれいにしてやれば、痛みはなくなります。

◆膝内障

急に体をひねったり、ひざに強い衝撃を受けると、ひざ関節の中の組織が傷ついたりバランスを崩すことがあります。たとえば靭帯や半月板が損傷したり、ねじれたりする症状です。こうした外傷性の半月板や靭帯の損傷を、総称して膝内障といいます。

靭帯を切ったり半月板が壊れると、階段の上り下りの際やある角度にひざを曲げたときに痛んだり、坂道や階段の途中で足がガクッとして不安定になったり、ひざの中でゴリッとかゴキッという音がします。放置すると痛みがひどくなったり水がたまってきて、変形性ひざ関節症と同じような症状を呈するようになります。

またはがれた軟骨や骨のカケラがぶつかって、さらに靭帯や半月板を傷つけることがあります。壊れた半月板や靭帯の断片が、痛みのもとになります。

治療は、早期のうちならサポーターやギプスなどで固定して安静にしていれば治りますが、切れたり損傷があるときは関節鏡を使って部分切除したり縫合します。このとき関節の中にある遊離体をきれいに取り除くと、痛みがなくなり、変形性ひざ関節症の合併も抑えられます。

◆タナ障害

生まれつき滑膜のヒダに異常があり、痛みなどの症状を引きおこすのがタナ障害です。滑膜の一部が硬くなって断裂すると、それが関節に挟まって痛みの原因になります。

滑膜ヒダは、大腿骨とひざのお皿の間にあり、足を動かすとこすれます。それが刺激になって腫れて硬くなり、関節に引っかかりやすくなるのです。滑膜ヒダは盲腸と同じで、だれにでもあるものですが、みんながみんな症状が出るわけではありません。成長期にスポーツをしたり、ひざに負担をかけると、痛みが出やすい傾向があります。

原因は硬くなった滑膜の断裂ですから、それを関節鏡手術で切除して取り除けば、痛みはなくなります。そういう意味でタナ障害に対しては、関節鏡手術は根治療法になります。

ひざの痛みを病名で分類してみましたが、これらの病気は、症状的には変形性ひざ関節症とかなりの部分で重なっています。骨壊死や関節ネズミ、半月板や靭帯の損傷などは変形性ひざ関節症でも見られますし、遊離体をつくるという点ではタナ障害も同じです。慢性関節リウマチで痛みの原因となる滑膜の炎症も、変形性ひざ関節症の症状の一つです。

ですから病名ではなく、痛みを引きおこす原因で痛みを考えたほうがわかりやすいでしょう。つまり関節の中に浮遊している遊離体やひざ関節の炎症が、ひざの痛みの原因なのです。あとの章で書くように、それらの症状すべてに関節鏡手術は有効です。

第2章

あなたのひざの痛みはなぜ治らないのか

ほんとうに満足できる治療を受けていますか

ひざの痛みはけっして自然に治ることはない

ひざが痛くて患者さんが病院に足を運ぶのは、かなり症状が重くなって我慢できなくなっているときです。私たちのクリニックに来られる患者さんも、大半はⅣ期以降の末期に近い患者さんたちです。なかには、「なぜこんなに悪くなるまで放っておいたんだろう。さぞかしつらかっただろうし、日常生活も不便だったにちがいない……」と思われる患者さんが少なくありません。ひざ痛に限らずどんな病気でも、もっと早く治療を受けていればよかったのにと思うのは、医者の常です。

患者さんはひざが痛くなっても、初期のうちはほとんど病院に行こうとしません。ここでいう初期は、第1章でご紹介した五段階のうちのⅢ期くらいまでのことです。この段階では、まだ痛みはそれほど強くなく、動いているうちにおさまってきます。「のどもと過ぎて熱さ忘れる」という言葉がありますが、ひざの痛みもおさまれば、すっかり痛みのことなど忘れてしまいます。

しかしそうしているうちに、少しずつ、確実に関節は壊れていきます。

痛みのいちばん大きな原因は、第1章でも書いたように関節の中に浮遊している骨や軟骨などの遊離体です。これが関節にぶつかったりはさまったり、滑膜のようにやわらかい組織を刺激して炎症をおこすために、痛みやさまざまな症状が出てきます。ですからまず、関節の中にある遊離体を取り除かなければ、痛みがおさまることはありません。

東洋医学には自然治癒力という言葉があります。その人の体力や気力、免疫力などを総動員し、自らの力で病気を回復させたり、体調を改善させることです。カゼをひいても十分休養して必要な栄養をとれば、薬を飲まなくても治ってしまいます。ケガをしても、時間がたてば自然に血は止まり、傷口は癒合します。

こういうすばらしい力が人間の体には備わっているのです。ところが、ひざの痛みに関していえば自然に治ることはありません。なぜかといえば、痛みをおこしている原因がそこにあるからです。軟骨や骨のカケラという形で、関節の中に存在しているのです。

関節鏡でひざの中を見るとわかりますが、高齢になるとどんな人にもこのカケラはあります。痛みが出ない人はカケラがまだ少なく、それがたまたま関節にぶつかったりはさまれたりしないからです。

原因が目に見える形で存在しているのですから、それを取り除いて初めて、ひざの痛みもやわらいでくるのです。

ひざの痛みはなぜ治らないのか

私たちが東京で開業しているクリニックは、ひざの痛みを専門に治している病院です。ほかにそういう病院がないせいか、毎日大勢の患者さんが来られます。東京近郊はもちろんのこと、遠く大阪や九州、沖縄などから来られる患者さんもいます。わざわざ新幹線や飛行機を使って来られるのは、ほかにいい病院が見つからないからでしょう。

ひざの痛みに悩んでいる患者さんの多くは、それまで何軒もの整形外科や鍼灸、接骨院などに行かれて、それでもよくならないという人たちです。治療が長期化し、いっこうによくならない痛みに、治ることをあきらめてしまう人も少なくありません。

しかしあきらめているのは、患者さんだけではないのです。この病気を治せないことをいちばんよく知っているのは、じつは当の整形外科医ではないかと思っています。

「年のせいだからしかたないですね」

「一生つき合っていくしかありませんよ」

整形外科に治療に行ってこういう言葉が返ってくるのは、整形外科医自身が治療を放棄していることの現れではないでしょうか。

こんなことをいったら、驚かれるかもしれませんが、整形外科医の中には、ひざの痛みのほんとうの原因を知らない人がいます。ひざの中を見たことがないから、ひざの痛みの原因が遊離体や半月板損傷にあることを知らないのです。

私が初めて関節鏡でひざの中を見たとき、軟骨や骨のカケラがいくつもたまっていてビックリした記憶があります。当時はまだ関節鏡の精度が悪く、関節の中をのぞいても視野が狭くていまのように鮮明ではありませんでした。それでも、関節のすき間が遊離体にうめつくされていることがわかり、「これでは痛いわけだ」と納得したことを覚えています。

この遊離体が痛みの原因であることは、だれの目にも明らかです。ところが、そういうことを大学でも学びません。医者は関節の中が実際にどうなっているか、自分の目で確かめたことがないのです。

整形外科医がそれを知るのは、手術でひざを開いたときです。開いて初めて、関節の中にカケラがたまっていることを知ります。しかしそのときはもうひざを開いたあとですから、患者さんにとってはあとの祭りです。手術のやり直しはできません。

ひざの痛みはなぜ治らない

関節鏡でのぞいたひざの内部

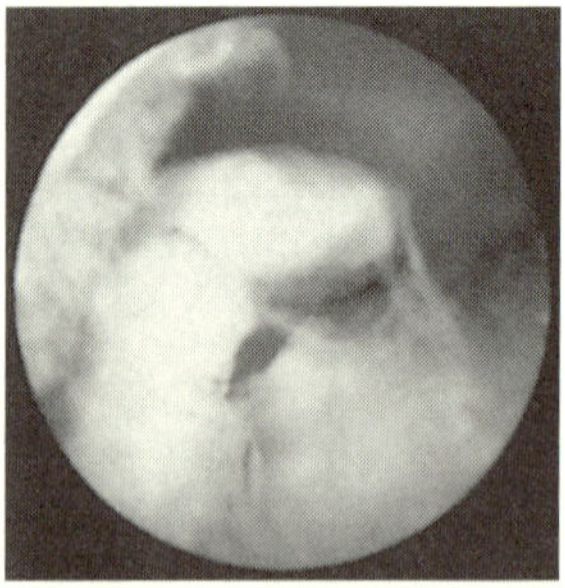
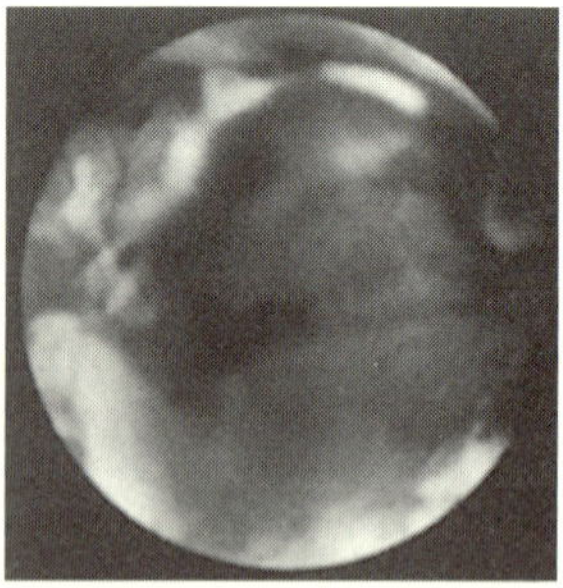

左の写真は、ひざ関節内部にできた軟骨の突起物。このあと、ハサミなどを使って切除された。右の写真は、炎症を起こした滑膜。こちらも、このあと、きれいに切除された。

レントゲンで見たひざ関節の軟骨の状態

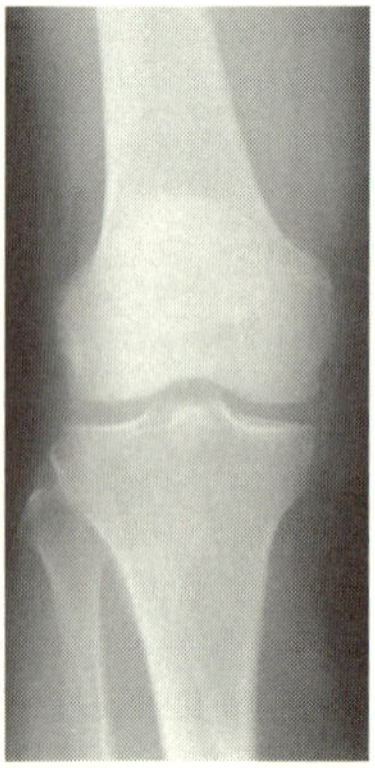
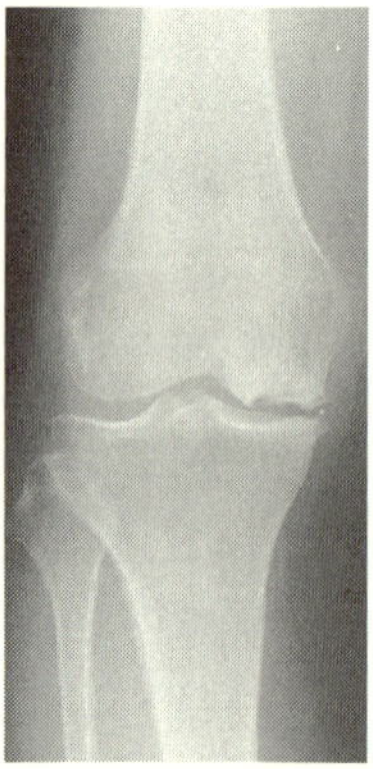
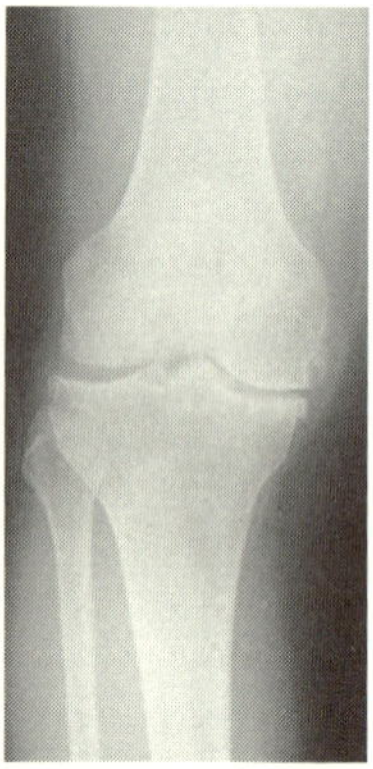

骨と骨の間が軟骨で、レントゲンには写らない。左写真は、十分に軟骨がある正常なひざ関節。中央の写真は軟骨がすりへり、骨面がぎざぎざになってきている。右の写真は、軟骨が完全にすりへって、骨同士ぶつかっている。

ひざを直接見たことのある医者はまだいいでしょう。手術をしたことのない医者は、それすら知らずに終わってしまうこともあります。そんな状態ですから、ひざの痛みを治すのは大変なことなのです。

整形外科で行っている三大治療法

では整形外科では、現在どのような治療を行っているのでしょうか。それを知れば、なぜひざの痛みが治らないのか、みなさんにも見えてくるのではないでしょうか。

整形外科で行っている治療は、薬物療法、理学療法、外科療法が中心ですが、こういう治療と並行して運動療法を行ったり、生活改善を指導しているところもあります。いずれの治療にも一長一短があり、患者さんの状態に応じて使い分ける必要があります。

なお、私のところで行っている関節鏡手術は外科療法の一種になります。従来の治療も併用して症状を緩和させたり、再発を防いでいます。どれがよい治療ということではなく、適切な治療を施すことが患者さんにとっていちばん重要なことです。

これからは患者さんが自分で治療法を選ぶ時代ですから、ぜひ現状の治療についても知識を深めてください。

①薬物療法

薬物療法には内服薬、注射、外用薬（ぬり薬、貼り薬）があります。薬はおもに抗炎症剤や鎮痛剤で、炎症や痛みを抑えるために使います。痛みが軽いうちは外用薬、痛みがひどくなると内服薬や関節内注射を用いますが、多くは外用薬と内服薬を併用します。

▼外用薬…軟膏、クリーム、湿布などです。患部にだけ作用するので、内服薬や注射のような副作用の心配は少なく、安心して使えます。この中で多用されるのが湿布です。湿布には温めて血行をよくする温湿布と冷やして熱を取る冷湿布があり、熱っぽく腫れがひどいときは冷湿布、通常の痛みや予防には温湿布を用います。こうした外用薬は使うと気持ちがよく、一時的に腫れが引いたり痛みがやわらぎますが、気休め的な要素が大きいことも否めません。

▼内服薬…おもに使われるのは非ステロイド系の消炎鎮痛剤です。炎症をおこす物質を抑え、痛みをやわらげる薬です。比較的早く効果が現れるので、痛みのある急性期には有効です。しかし炎症を治したり痛みそのものを取り除く治療ではありませんから、効き目が

切れればまた痛みが出ます。また、胃腸障害などの副作用がおきることもあります。

▼注射…内服薬があまり効かないときは、薬物をダイレクトに関節の中に注入します。内服薬より効き目が強く、早く効きます。痛みの激しいときは、ステロイド剤の注射を行うこともあります。しかし、ステロイド剤は副作用の心配があるので、私のところでは、あとで紹介するアルツ療法（ヒアルロン酸注射）を主体にしています。ヒアルロン酸が効かない場合や、痛みが強い場合に限って、限定的にステロイド注射を行います。

いずれにしても薬は、急場しのぎに使われるものです。痛みがひどくてひざが曲がらない、伸ばせない状態が続くと、足はどんどん動かなくなり、筋力が衰えてしまいます。それを防ぐためにとりあえず痛みを取り、足の拘縮を防ぎます。

また痛みがひどいと眠れなくなったり、痛みで体力が消耗してしまうこともあります。そういうことを防いで、少しでも快適な生活を取り戻す効果もあります。

②理学療法

経験的によいといわれ、腰痛や肩こり、関節痛などに昔からよく行われている治療です。

電気（低周波、高周波、超音波）や遠赤外線、レーザーなどを患部に当てる治療で、基本的には温めて血行をよくすることで痛みを取る治療です。初期の軽い痛みやジワジワ痛む慢性的な痛みに有効で、根気よく続けることで痛みがやわらいできます。しかし薬のような速効性はないので、急性期の痛みにはあまり効きません。

この治療も受けている間は気持ちがいいですが、時間がたつと痛みがぶり返してきます。

③外科療法

変形性ひざ関節症が進行すると、薬物療法や理学療法では限界が出てきます。そこで各種の外科的治療を行うことになります。いま整形外科で一般的に行われている手術は、壊れた関節を人工関節に置き換える人工関節置換術や、脛骨を切ってひざをまっすぐにする高位脛骨骨切り術です。また一部の医療機関では、関節鏡手術も行っています。

人工関節置換術はひざを開いて関節を取り換える手術、高位脛骨骨切り術は骨の一部を削る手術です。体力のない高齢者には侵襲が大きいため、だれでも受けられるというわけではありません。それに対して関節鏡手術は、ひざを開かずに関節の中を治療できます。関節鏡手術については次の章で詳しく述べますので、ここではふれません。

▼人工関節置換術…軟骨がすり減り、さらに骨まで削られてしまうと、ひざ関節がもはや

修復できなくなってきます。その壊れた関節を人工関節に換える手術が人工関節置換術で、関節軟骨や半月板を全部入れ換える全置換術と、一部を入れ替える部分置換術があります。人工関節にすると痛みが取れて、日常生活に不自由のない程度にひざを動かせるようになります。しかしひざを深く曲げたり、正座をするほどには回復しません。

この手術の最大のデメリットは、手術後、関節がゆるんでくることです。人工関節自体が壊れたり傷むことはありませんが、それと接合している骨が圧迫されてつぶれ、ゆるみが出てくるのです。そうなると、人工関節を取り換えなければなりません。人工関節の耐用年数は、以前は一〇〜一五年といわれましたが、近年は素材がよくなり、二〇年以上もつものもあります。しかしあまり早い時期に人工関節にすると、年をとってから再手術することになるので、私たちは原則として、七〇歳以降の手術をすすめています。

また手術の手法も進化し、傷口も小さくなりました。以前は一五〜二〇㎝ほど切開しましたが、現在は一二〜一三㎝切るだけです。手術には二時間ほど要しますが、早ければ術後二日目、通常は五日目くらいからリハビリを始め、個人差はありますが、三週間前後で退院できます。

▼高位脛骨骨切り術…変形性ひざ関節症が進行すると、ひざが変形してO脚（まれにX脚）

外科療法

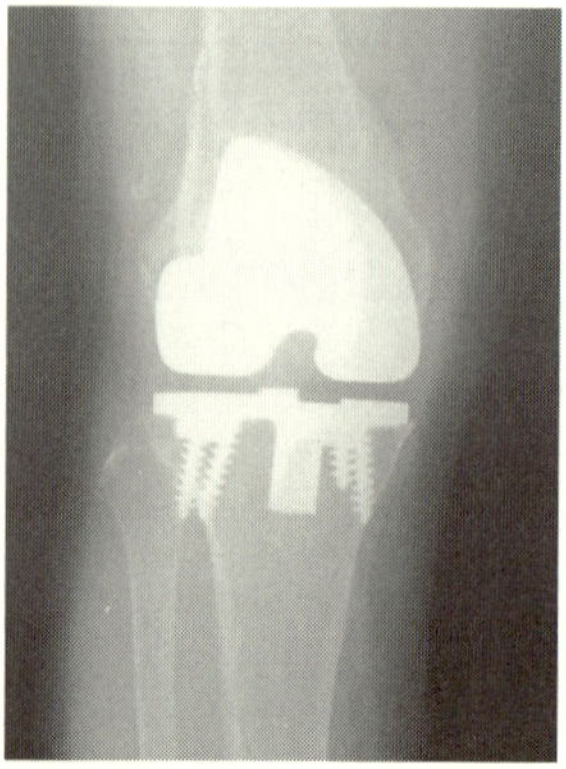

人工関節置換術

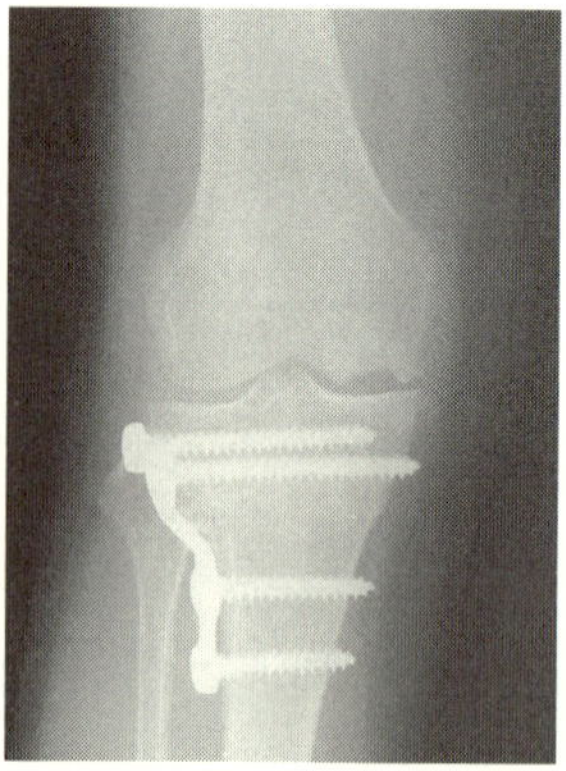

高位脛骨骨切り術

になることがあります。ひざが曲がった状態では体重が関節の接触面に均等にかからず、接触面だけがすり減っていきます。O脚なら関節の内側がすり減り、よけいO脚がひどくなっていきます。

そこで脛骨（すねの骨）の一部をくさび型に切って、足をまっすぐにして金具で固定します。こうすれば関節の内側の接触面にかかる負担がなくなり、再発を防げます。固定するために入れた金具は、骨がついたらはずします。ですから二回手術をしなければなりません。また高齢になると骨がもろくなるので、手術でうまく角度をつくってもその角度を保持できないことがあります。したがってこれも七〇歳までに受けたい手術です。しかしこの手術では自分の関節が残りますから、骨がきちんとつけば自分の骨細胞で治る可能性があります。

傷口は比較的小さく、前に述べた人工関節置換術より身体への負担が少ない手術です。私たちがこの手術を行う場合、約五センチと約三センチの傷が二ヵ所つく程度です。手術は約一時間で終わりますが、骨がつくまでに時間がかかるので、入院期間は四週間ほどかかります。

④その他の治療法

以上（薬物療法、理学療法、外科療法）が、現在行われている変形性ひざ関節症の三大療法です。これと並行して運動療法や装具療法もよく行われています。また、そのいずれにも属しませんが、たまった水を抜く関節穿刺や、ヒアルロン酸を注入するアルツ療法なども紹介しておきましょう。

▼関節穿刺…ひざに水がたまってパンパンに腫れると、組織や神経が圧迫されてひざに痛みが出たり、動きが制限されてきます。そこでこの水を抜かなければなりません。この一時的に水を抜く治療が、関節穿刺です。ひざに水がたまる人は多いので、この治療を受け

られた方も大勢いらっしゃるでしょう。

水は注射で抜きます。そのあと炎症を抑えるためにステロイド剤を注入することもあります。これによって一時的に水はなくなりますが、水がたまる根本原因を治しているわけではないので、水腫（水がたまること）をくり返します。

水がたまると、軟骨に栄養が供給されにくくなり、軟骨がもろくなっていきます。また何度も水を抜いているうちに傷口からばい菌が入り、感染症をおこす恐れもあります。一時的な症状の改善にはなりますが、根本治療ではありません。

▼アルツ療法…ヒアルロン酸を注入する治療です。ヒアルロン酸は体内にある保湿成分で、水分を保持する働きがあります。これが軟骨の表面を覆ってひざの動きをなめらかにしたり、痛みをおこす物質をブロックする働きがあるといわれています。生化学の分野で開発された治療法で、週に一度ずつ五回ほど行うと痛みが緩和され、日常生活を送れるようになると報告されています。ヒアルロン酸注射を単独で行うよりも、関節鏡手術を行い、関節内をきれいにしたあとにこの治療法を併用するほうが効果が高いことが、私たちの経験でわかっています。

▼運動療法…足の筋肉（太ももやふくらはぎの筋肉）が衰えると、関節を支える力が弱く

なり、ひざはますますゆるんで変形性ひざ関節症が進んでいきます。そこで足の筋肉を鍛える筋力トレーニングが有効になってきます。

筋力トレーニングの利点はたくさんあります。まず筋肉をよく動かせば血液循環がよくなり、痛みが取れてきます。また筋力がつくのでひざの安定性がよくなり、日常の動きがらくになります。よく足を動かせばひざに水がたまることもなくなりますし、かりにたまっても、運動することで水が吸収されていきます。私たちも運動療法を指導していますが、注射で水を抜いたり鎮痛剤を飲むより、はるかにすぐれた方法です。

運動の効用については、第5章で詳しく紹介します。

▼装具療法…ひざが変形すると、ひざや足に不均等に体重がかかるようになります。O脚の場合ならひざが外側に曲がり、ひざの裏側や足の外側に体重がかかるようになります。これは非常に不自然な形で、ひざや足に大きな負担がかかります。

これを矯正するのが装具療法です。いちばん身近なものにサポーターがありますが、靴底に敷いたり足に巻いて足底やひざにかかる負担を減らす足底板、曲がったひざをまっすぐにするGⅡ装具などがあります。この装具によって変形を直すことはできませんが、関節にかかる負担を減らして痛みをやわらげる効果があります。

保存療法か人工関節置換術しかない現状の治療

ひざの治療は、外科療法とそれ以外の保存療法に大きく分けられます。

ひざの痛みでこれまであちこちの病院に通われたことのある方ならおわかりでしょうが、整形外科に行って受ける治療はほとんどが保存療法です。痛みがあれば湿布を貼ったり痛み止めの薬を飲んだり、電気を当てる治療をします。水がたまっていれば、水を抜きます。薬を飲めば痛みが消えますし、電気を当てればそのときはいいような気がするでしょう。しかしたいていは、時間がたつとまた痛くなってくる。水もたまってくる。結局、同じ治療のくり返しです。

保存療法が一時しのぎの対症療法であることは、医者も承知の上です。それでも保存療法しかしないのは、それがいちばん安全な方法だからです。治りもしないけれど、リスクも少ない。だから、五年も一〇年も同じ治療がくり返されるのです。

しかし保存療法を何年続けても、ひざの状態はよくなりません。むしろ壊れかかった軟骨がさらに壊れたり、骨の壊死が進んで悪くなっていきます。また関節の変形もひどくなっていきます。

末期の段階になって、いよいよ医者からすすめられるのが人工関節置換術です。この段階まで来ると、どんな治療ももはや効果がないと思われており、関節をそっくり入れ換えるのがいちばん早いのです。骨切り術もありますが、これはおもに関節の変形を矯正する治療で、関節自体が壊れてしまったら、骨切り術より人工関節置換術を選択する医者のほうが多いでしょう。

つまり日本では、保存療法の次の選択肢は、人工関節置換術しかないのです。この二つの治療の間は乖離しすぎていて、その中間の治療がありません。ですから、もしかしたら人工関節置換術を受けた人のなかには、関節鏡手術で治る例が含まれているかもしれません。半分か、少なくとも三分の一くらいは、関節鏡手術が適応できたのではないかと思えるのです。

いわずもがなのことですが、保存療法や人工関節置換術がよくない治療だということではありません。一時的にしろ保存療法で症状が軽くなれば、患者さんはらくになり、QOL（生活の質）も向上します。私たちも関節鏡手術後の外来で保存療法を組み合わせることがありますが、それによって筋トレがしやすくなったり、アクティビティ（活動性）

が改善します。また人工関節置換術も、ほんとうに関節が壊れて歩けない患者さんには、いい治療です。ただ、それしか選択のない現状に問題があるのです。

アメリカでは人工関節置換術が主流

アメリカでは、変形性ひざ関節症の治療といえば、真っ先に選択されるのが人工関節置換術です。日本のように湿布を貼ったり電気をかけるといった、まだるっこしい治療はしません。悪いところをそっくり取って、人工関節と取り換える。人工関節は神経がありませんから、入れ替えれば痛みはありません。長いリハビリも必要なく、比較的早く歩けるようになります。効果がすぐに現れるという点で、患者さんにとっても医者にとっても、これが最善の選択肢なのです。

日本では一般的に、関節が壊れてどんな治療をしてもダメなときにこの治療が選択されます。ところがアメリカでは、まだ初期で日本では当然保存療法が適応すると思われる患者さんにも、人工関節置換術を行うことがあります。

こうした違いは、日米の医療環境の違いに根ざしています。アメリカではどんな手術も入院期間が短縮される傾向にあり、日帰り手術も盛んです。人工関節置換術も、日本では三週間くらいの入院が必要ですが、アメリカでは数日ですみます。傷口のケアやリハビリは退院後に行いますが、そのサポート体制が充実しているので、短い入院ですむのです。この背景には、保険制度の違いもあるでしょう。

しかしもっと根本的な違いは、東洋と西洋の価値観の違いではないでしょうか。日本では、人工関節置換術にしろ関節鏡手術にしろ、手術には消極的です。とくにひざの痛みのように、命に関わる病気ではない場合、手術は避けてなるべく温存的治療ですませようとします。また、人工物を体内に入れることにも抵抗があるようです。

しかしアメリカでは、それがよい結果をもたらすものなら積極的に手術を受け入れようという姿勢がありますし、人工物を体内に入れることにもあまり抵抗がありません。その根底には、東洋と西洋の死生観や宗教観の違いがあるように思えてなりません。

人工関節置換術は最後の選択

日本では、保存療法では対処できないという末期の患者さんに人工関節置換術をすすめています。アメリカほどではありませんが、ひざの手術といえば人工関節置換術をさすくらい、この手術が一般的です。

そういう意味では、人工関節置換術は最後の選択ですが、私はその前に関節鏡手術をぜひ受けてほしいと思っています。なぜなら、人工関節置換術をすると、もうそのあとに治療の選択がなくなってしまうからです。

人工関節置換術は、関節ごと入れ替えるので大きくひざを切開し、関節面を全部切り取らなければなりません。高齢の患者さんには、侵襲（体に与えるダメージ）の大きい手術です。そのうえ、長く使っているうちに関節がゆるんできて、再手術が必要になります。人工関節自体は長期使用に耐えられるもので、長く使っても変性することはありませんが、人工関節と接合している骨が圧迫されて崩れてくるのです。

再手術は、セメントをつめてゆるみを取るか、もっと厚めの人工関節に取り換える手術です。人工関節は一五〜二〇年くらいもちますから、二回目の手術は最初の手術より一五年以上たって行います。そのころはどの患者さんも高齢になり、骨ももろくなっていますから、当然手術のリスクは高くなります。そのとき手術ができなかったら、もはや治療の選択はなく、車いすか寝たきりの生活を余儀なくされてしまいます。

しかし、もし自分の関節が残っていれば、そこから骨や軟骨が再生して、治っていく可能性があります。私たちが関節鏡手術や骨切り術を選択するのは、自分の関節を残すことが生体のバランスを保つ上で非常に重要だと考えているからです。

人工関節置換術は、それを必要としている患者さんにとっては悪い治療ではありません。私たちも、人工関節置換術が適応する患者さんには積極的にすすめています。しかし大事なことは、焦ってこの手術を受けることはないということです。

人工関節置換術を受けるということは、自分のひざ関節を失うことです。いったん失ったものは、元に戻せません。その前に、するべき治療があるのです。それを受けて、またひざが悪くなったときに最後の選択として人工関節置換術を受けても遅くはないのです。

あまり普及していない関節鏡手術

人工関節置換術の前に受けるべき治療とは、関節鏡手術のことです。関節鏡手術については次の章で詳しく説明しますが、日本では関節鏡手術があまり普及していません。私にはそのことが不思議でなりません。もともと関節鏡は、日本で開発された医療器具です。

しかも手先の器用な日本人には、細かい作業を必要とする関節鏡手術がうってつけだと思われるのに、なぜかそれをする医師が少ない。非常にもったいないし、残念な話です。

なぜ日本では関節鏡手術が普及していないのでしょうか。その理由はいろいろ考えられますが、一つは関節鏡手術をしても完治できないという印象があるからでしょう。関節の中の遊離体を取り除いてきれいにしても、損傷した骨や軟骨がそのままならまた痛みが出たり再発すると思われているのです。その点、人工関節置換術はそっくり関節を取り換えますから、確実に悪いところがなくなります。痛みも取れます。関節鏡手術よりもこちらのほうが、一見根治療法のように思えるのです。

しかしこれは大きな誤解です。痛みが残ったり再発するのは、完全に関節の中の遊離体を取り除いたり、壊れかかったところを処理していないからです。

変形性ひざ関節症は、ひざの裏側によく病変が現れます。しかしひざの裏側は関節鏡では見にくく、よほど熟練していないと遊離体や骨の損傷を見落としてしまうのです。カケラや病変が残っていれば、手術をしたあとも痛みが出たり、再発しやすくなります。どんな手術も熟練が必要ですが、そこまでできる熟練した医師がきわめて少ないということも、関節鏡手術が普及しない一因でしょう。

熟練した医師が育たないのは、全般に症例数が少ないからです。関節鏡手術は、大学病院や国立病院などの設備が整った病院ではだいたい行っています。しかし関節鏡手術よりも人工関節置換術を行うケースが多いため、医師が関節鏡手術をする機会が少ないのです。そのうえ大学病院や国立病院では、何人かの医師がグループになって患者の治療に当たりますから、関節鏡手術があってもなかなか自分の番にまわってきません。忘れたころに手術をしても、技術があまり向上しないのです。

関節鏡手術は、細かい手作業です。器用、不器用とか向き、不向きも多少はあるでしょうが、それよりも重要なのは経験です。何回も何回もくり返し経験を積むことで技術は向上しますし、いろいろなことも見えてきます。

これまで私たちは、四万件近い治療を行ってきましたが、同じようなひざの痛みでも患者さんの症状は一人ひとり違い、例外的なものもたくさんありました。それは本や論文を読んでもわからないことです。だからこそ、たくさんの患者さんを診ることが大事なのです。

ところが先ほども書いたように、いまは大きな病院でも症例が少なく、関節鏡手術の経験を積めないのが現状です。熟練度が低ければ、結果もよいものが出ません。そこでよけいに医者が関節鏡手術から遠ざかってしまうことになります。いくら関節鏡手術がすばらしい治療だとわかっていてもなかなか普及しないのは、関節鏡の専門医が育ちにくい環境にあるからです。

鍼灸やマッサージはどれだけ効果があるのか

手術に対して積極的なアメリカと、消極的な日本。変形性ひざ関節症の治療についてはそういう図式が浮かび上がってきますが、手術のかわりに日本で盛んに行われているのが保存療法です。

保存療法には、先ほど説明したような整形外科で行っている治療のほか、民間治療院で行っているものもあります。ひざが痛くて最初に行くのは、病院よりもむしろこうした民間治療院のほうが多いのかもしれません。

民間治療院には、いろいろなものがあります。ツボを刺激して症状をやわらげる鍼灸や指圧、骨の歪みを矯正するカイロプラクティック、筋肉をほぐして血行をよくするマッサージ、体を温めることで症状を緩和する温熱療法……こうした治療も、けっして悪くはありません。ひざに痛みや違和感を感じ始めた初期の段階なら、試みる価値があると思います。

軽い痛みや拘縮なら、こうした民間的な治療で改善することがあります。ツボの刺激やマッサージで血行がよくなれば、ひざの環境もよくなるし、遊離体以外の原因でひざに痛みがある場合もあるからです。

しかし、痛みが改善しないようなら、早く見切りをつけたほうがいいでしょう。痛みを紛らわしている間に、ひざ関節がどんどん悪くなっていく恐れがあるからです。その場合は、別のさらなる治療が必要です。専門医の診断をあおいでください。

疑わしいサプリメントの効果

ひざの痛みをやわらげる方法として、いちばん手軽なのがサプリメントでしょう。ひざの痛みに有効なサプリメントとしてグルコサミンやコンドロイチン硫酸がよく知られており、私のところに来られる患者さんも飲んでいる方が大勢いらっしゃいます。

軟骨は弾力に富んでいる物質ですが、それは「プロテオグリカン」という糖たんぱく成分を多く含んでいるからです。このプロテオグリカンの成分が、グルコサミンやコンドロイチン硫酸、ヒアルロン酸などです。

グルコサミンもコンドロイチン硫酸も、ムコ多糖というヌルヌル成分の一種です。これらの成分が減少すると軟骨の弾力が失われ、もろく、崩れやすくなっていきます。したがって両方を一緒にとるとよいとされていますが、はたしてどれだけ効果があるかは私たちにはわかりません。

ただ、これだけはいえると思います。グルコサミンやコンドロイチン硫酸をとったからといって、必ずしも軟骨が増えるとは限らないということです。口から摂取したものは、消化管を通る間に分解され、血液中に取り込まれて全身に運ばれます。グルコサミンやコンドロイチン硫酸も、もっと小さな物質に分解されて全身に運ばれます。その中で、いったいどれだけの量が軟骨に届き、軟骨の成分になるのか、まったく証明されていないのです。

また、軟骨細胞はグルコサミンやコンドロイチン硫酸だけでできているわけではありません。ヒアルロン酸やヘパリンやたくさんのアミノ酸が必要です。そういうものも全部一緒に、バランスよくとらなければ、軟骨も生成されないと思います。

フカヒレを食べるとコラーゲンが増えて、肌がきれいになるでしょうか。必ずしも、そうはいえません。それと同じです。

もしグルコサミンやコンドロイチン硫酸に変形性ひざ関節症を改善する効果があるならば、こんなに大勢の患者さんが私たちのクリニックに手術を受けに来られるでしょうか。摂取しても効果がないから、手術を受けに来られるのです。そういうサプリメントをとっている患者さんのひざの中を見ても、軟骨が再生している形跡は見あたりません。

ヨーロッパでは、グルコサミンが医薬品として認定されているようです。しかし現段階では、サプリメントに過剰な期待はしないほうがいいと思います。

運動療法はまず痛みを取ってからでないと逆効果

私は治療の一環として、患者さんに運動療法をすすめています。私だけでなく、運動療法を併用している整形外科医は多いでしょう。運動療法はひざのリハビリや痛みの予防という点で、欠かせません。筋肉、とくに太ももの筋肉を鍛えることでひざの関節が安定し、痛みや拘縮をやわらげることができます。また運動をすれば全身の血液循環がよくなりますから、筋肉や骨にも栄養や酸素が運ばれ、丈夫になっていきます。何より、全身が活性化され、リフレッシュします。

しかしいま痛みのある人には、あまりおすすめできません。なぜかといえば、ひざに遊離体がある状態で運動をすれば、その遊離体が軟骨や滑膜を傷つけて、よけい痛みや炎症がひどくなるからです。

ですから運動療法を行う場合は、ひざの中の遊離体を取ってきれいにしてからのほうがいいでしょう。そうでないと逆効果になってしまいます。よかれと思って一生懸命運動しても、それが痛みを助長することになったら元も子もありません。

ひざに痛みのあるときは、ひざ以外の運動をおすすめします。たとえば上体の屈伸や腕、手指の運動などです。まったく体を動かさないと筋肉や関節がこわばって、血流が悪くなり、ひいてはひざにも悪影響を及ぼします。

また、ひざに負担をかけない水中運動や自転車こぎなら、多少ひざに痛みがあってもできる範囲でしたほうがいいでしょう。筋力がつけば、ひざの痛みもやわらいできます。

「もう年だから」とあきらめる必要はない

いままで見てきたように、日本のひざ治療はけっして充実しているとはいえません。むしろ私から見ると、医師の怠慢が患者さんに我慢を強いているように思えてなりません。患者さんの年のせいにして対症療法しか施さないのは、怠慢以外のなにものでもないでしょう。患者さんも頼みの医師から、「もう年ですから」と言われれば、それに甘んじて痛みをこらえるしかないのです。

でも、ひざの治療をあきらめないでください。安全で確実に痛みが取れる治療があるのです。それはいままでの保存療法とも、リスクの大きいひざの手術とも違う、関節鏡を使った手術です。

手術といっても、手術時間はわずか一五分。切開するのは五ミリ程度で、手術と呼ぶのもはばかられるほどの簡単な治療です。そういう簡単な治療でありながら治癒率は高く、初期から中期ならほぼ一〇〇パーセント、進行期や末期でも七〇パーセントが改善・治癒します。これだけ高い治癒率の手術は、そう多くはありません。

またこの手術は、何歳になっても受けられます。私のクリニックでは、六〇代の患者さんは若いほうで、七〇代、八〇代の患者さんも多く、最高齢は九六歳でした。いくつになっても歩きたい、好きなところに自由に行きたい、家族の世話になりたくない。そういう患者さんばかりです。ひざの治療に、「もう年だから」という言葉はないのです。

次の章では、関節鏡手術について詳しく解説しましょう。

第3章

ひざの痛みを根本的に治せるのは関節鏡手術だけ

いくつになっても受けられる安心・安全な治療

関節鏡手術とは、ひざの内視鏡手術のこと

関節鏡手術といっても、みなさんにはあまりなじみがないのではないでしょうか。設備の整った総合病院なら別ですが、ひざの痛みで整形外科に行っても、この治療を行っている病院はそれほど多くありません。第2章で書いたように、関節鏡手術は一般的な治療と呼べるほど普及していないのが現状です。

そこでみなさんには、関節鏡手術がどのようなものかをまず理解していただきたいと思います。

関節鏡は、内視鏡（ファイバー・スコープ）の一つです。内視鏡はグラスファイバーでできた細い管の先にレンズがついており、それを体の内部に挿入して直接内部を見られる装置です。いまはモニターで内部を拡大して見たり、ビデオに撮ることもできます。この治療の先駆けとなったのは膀胱鏡で、後に胃カメラなどとして普及しますが、現在は胃カメラは使われておらず、内視鏡に取って変わりました。

内視鏡は検査や診断ができるだけでなく、治療も同時に行えます。鉗子やメスのついた

関節鏡手術の実際

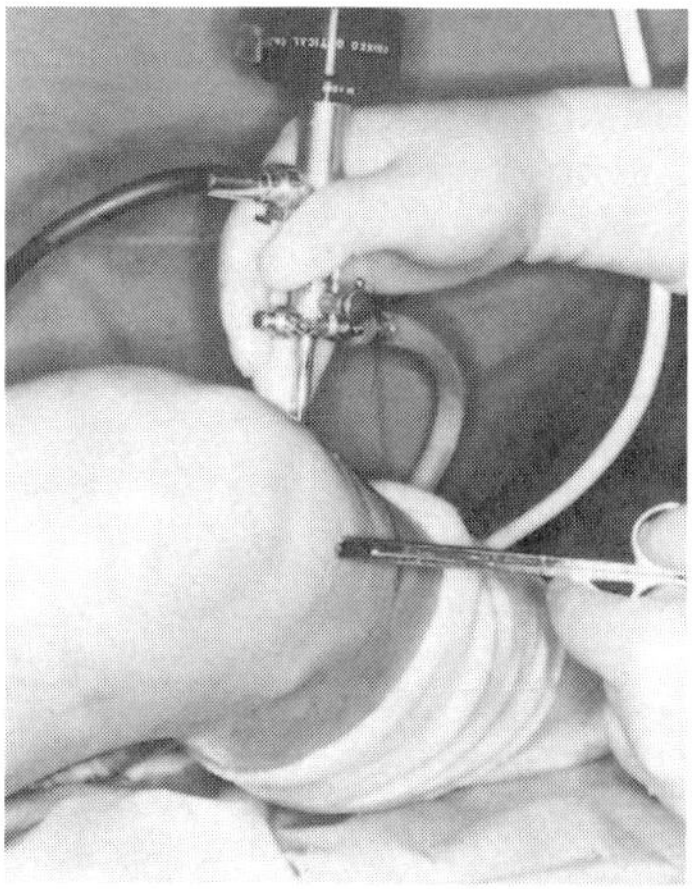

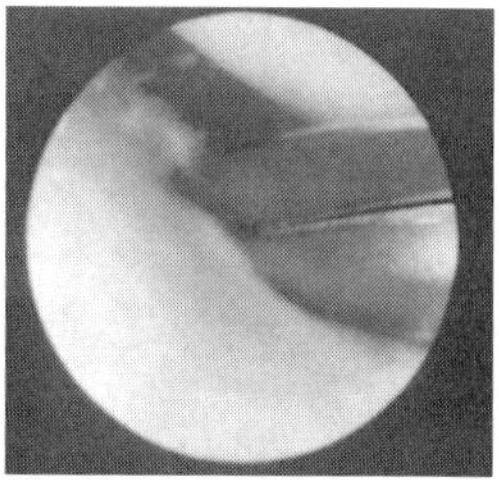

左の写真は、関節鏡手術の現場。術者が右手で持っているのが関節鏡。上の写真は、ひざ関節内の患部を、小さなハサミで切除しているところ。

管を内部に挿入すれば、内視鏡で内部を見ながら悪いところを切除したり縫合したりできるのです。患者さんにとっては患部を大きく切り開く必要がないので、手術による侵襲（体が受けるダメージ）が少なくなり、術後の回復も早くなりました。

内視鏡には、腹腔鏡、気管支鏡、子宮鏡、膀胱鏡など、入れる部位によっていろいろな種類があります。関節鏡もそういう内視鏡の一つで、関節の中に挿入して関節の治療を行う器具です。ひざ関節だけでなく、股関節、肩関節、手足の指の関節など、全身の関節の治療を行えます。

いまはさまざまな手術が内視鏡を使って行われています。しかしそういう内視鏡手術の中で、いちばん早く臨床に使われるようになったのは、関節鏡でした。私が関節鏡手術を行うようになった経緯をふり返りながら、関節鏡手術がどのようなものかひもといてみましょう。

日本で開発された関節鏡

関節鏡は、一九一八年に東京帝国大学の高木憲次教授が膀胱鏡を使って関節の中をのぞいたのが始まりです。当時の膀胱鏡は挿入する管の太さが六・五〜八ミリと太く、管の先端にレンズがついていて、直接中をのぞく構造になっていました。その後、改良が加えられ、現在のような先の細い関節鏡になったのです。

この高木先生に師事されていたのが、私の恩師の渡辺正毅先生です。一九六二年、日本で初めて関節鏡手術を実施されたのは、渡辺先生でした。このときはひざの半月板の手術でしたが、一日かけて行うような大手術でした。

その渡辺先生の最初の手術から一〇年たった一九七二年に私は来日し、東京大学に留学しました。当時私が院長を務めていた台湾の鉱工病院は、炭鉱に従事する人たちの専門病院でした。炭坑事故などで体にマヒのある人たちが大勢入院しており、そういう患者さんのためにリハビリを勉強しようと思って来日したのです。

その留学期間が終わっていったん帰国した私は、翌年再び日本に留学しました。もっと専門的に、最新医療を学びたいと思ったからです。そのとき私の指導教授をされたのが、東大病院の津山直一先生でした。私に、関節鏡手術の勉強をしたらどうかとすすめてくださったのも津山先生です。関節鏡は新しい技術で、日本でもそれを勉強している医者はまだ少ないということでした。

私は東大に籍を置きながら、東京逓信病院に週二回通い、渡辺先生について関節鏡手術の勉強を始めました。その後東大の大学院に進み、関節鏡手術で学位を取ったのです。そして津山先生のすすめどおり、関節鏡手術を専門に行うようになりました。

関節鏡は日本で開発されたのに、それを使える日本の医者が少ないことを津山先生は憂えておられました。関節鏡は新しい技術でしたから学位を取りたいという先輩たちは多く、何人もの先輩が学位を取りました。ところが治療にまで進む人は少なく、みんな途中で放棄してしまったのです。そんな状況でしたから、津山先生は私にぜひ関節鏡手術を世界に広めてほしいと考えたのです。

あのころはまだ関節鏡の手術はむずかしいものでした。関節鏡の精度が悪くて、内部をのぞいても見られる視野が狭く、不鮮明で、何がどうなっているのかさっぱり判断できないのです。左右上下の位置関係もわからないし、白いものが見えてもそれが関節軟骨なのか半月板なのか区別がつかない。そんなありさまでしたから、学位を取っても、その治療をやっていこうとする医者がいなかったのです。

結局同期生の中では、津山先生から「あなたはこれをやりなさい」とすすめられた私以外、一人も関節鏡を志す人がいませんでした。私は、渡辺先生や津山先生、そして私の前に関節鏡手術に取り組んで来られた先輩たちの努力をむだにしないためにも、ひざの関節鏡手術専門でやっていこうと心に決めました。

関節鏡技術は日々進歩している

いまなら関節鏡で簡単にできるひざの手術でも、当時は半日から一日かかり、患者さんの負担も大きいものでした。私は渡辺先生のもとで関節鏡の治療をしながら、もっと簡単に手術ができないだろうかといつも考えていました。

日々進歩する関節鏡技術

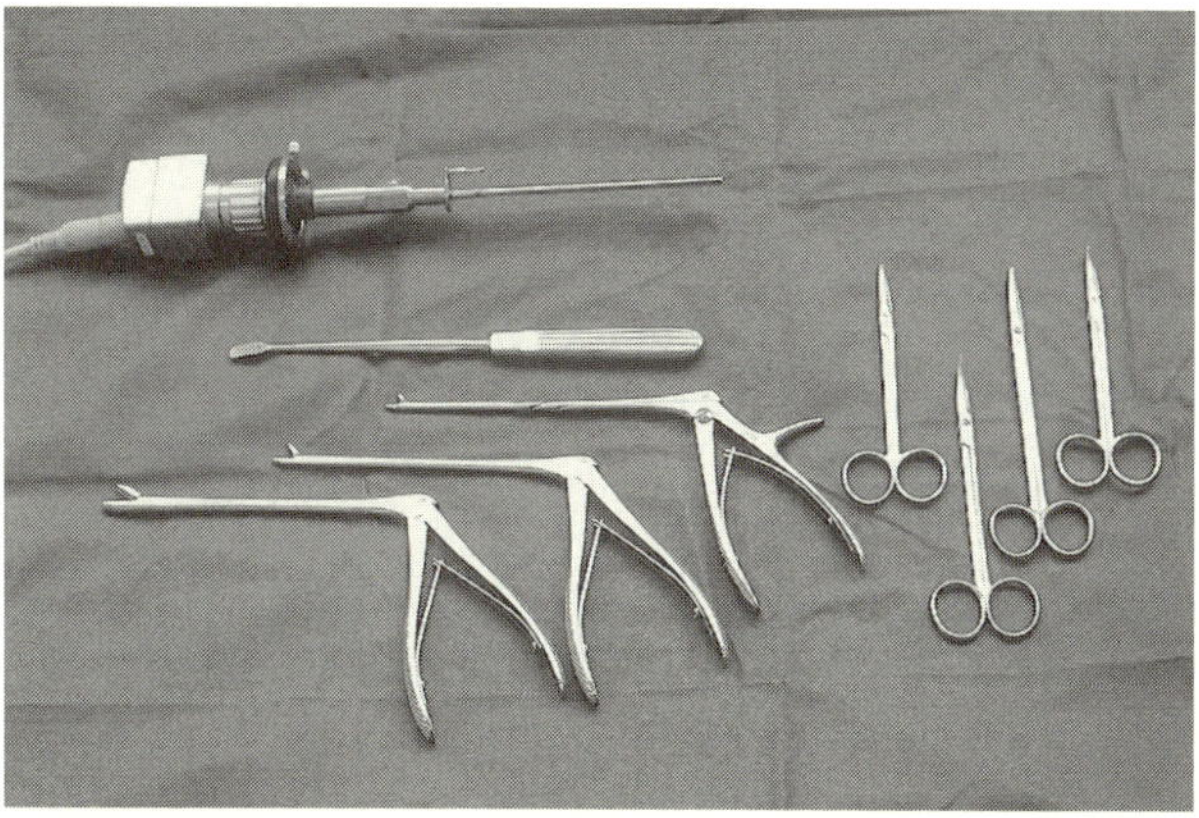

関節鏡手術に使われるさまざまな器具。一番上が関節鏡のカメラ部分。モニターで映像を見ながら治療ができる。

関節鏡手術はひざの関節に小さな穴を二つあけ、片方に関節鏡を挿入し、もう片方に鉗子やハサミなどの治療器具を入れて、内部を見ながら手術を行います。それまでの治療器具は管を通して体内に挿入しましたが、それでは操作しにくく時間もかかります。そこで私は、外から直接治療器具を操作できる方法を考案しました。これで器具の使い勝手がよくなり、手術もだいぶやりやすくなりました。その後もいろいろな器具を考案し、手術時間も短縮してきました。

現在では内部をモニターに映し、それを見ながら治療することもできます。ひざ関節の中は二ミリほどのすき間しかありませんが、モニターにはそれが五〇倍に拡大されて映ります。映像も非常にシャープになり、この映像をビデオに撮っておくこともできます。私は患者さん一人ひとりの手術の様子をビデオに撮って、治療後の説明に使いますが、こうして実際に目で見ると自分のひざがいかにカケラで埋まっていたか、なぜ痛かったのか、患者さんもよく理解できるようです。

現在では管も直径四～五ミリと細くなり、管を挿入する穴も五～一〇ミリと格段に小さくなりました。

渡辺先生が初めて関節鏡手術を行ってから、早くも半世紀以上の年月が流れました。その間、関節鏡手術は大きく進歩し、患者さんの体に与える負担はかなり軽減されました。関節鏡手術は、わずか三〇年の間に格段の進歩を遂げたといっていいでしょう。

関節鏡手術はひざの大掃除

では、関節鏡手術とはどんな治療なのでしょうか。それはひざの中の大掃除、といったらわかりやすいでしょう。ひざの関節は二ミリほどの非常に狭い空間ですが、ひざの痛い人はその中に軟骨や骨の小さなカケラがたくさん浮遊しています。前にも書きましたが、私が初めてひざの中をのぞいたとき、そういうカケラがまるでゴミのようにたくさんたまっていてビックリしたことがありました。なかにはカケラが多くて中がよく見えない人もいました。そういうカケラを取り除いてきれいにするのが、関節鏡手術です。

具体的にいうと、次のようなことを行います。

まず、関節の中を生理食塩水で洗浄します。そして関節の中に浮遊している骨や軟骨のカケラを取り除きます。こうして余分なものを取ると、関節の中がよく見えるようになります。そのうえで、毛羽立っていたりはがれそうな骨や軟骨を削り、表面をきれいにシェービング（滑らかにすること）します。半月板にひびなどが入っていれば、切除したりトリミングして形を整えます。滑膜に炎症があり、肥厚していたらそれも取り除きます。またタナ（滑膜に先天的にあるヒダで、引っかかると障害になる）や脂肪体があって障害になる場合も、それを切除します。最後に、削り取った遊離体をきれいに摘出して、中を洗浄します。

ひざ関節の場合、病変部はたいてい内側の後ろにあります。ひざを壊している人にO脚が多いことからもわかるように、体重がひざの内側にかかって、内側がすり減っていきます。またひざを曲げると後ろ側が閉じて当たり、そこに体重がかかります。そのため内側の後ろ側にいちばん病変が出やすいのです。

ところが、その部分はいちばん関節鏡が届きにくいところです。しかも神経や血管が通っているのはひざの後ろです。経験がないと、ここまで関節鏡を入れて中のカケラを取り出すのはこわくてなかなかできません。そこでカケラを取り残したり、病変部をきちんと処理しないまま手術を終えてしまうことがあるのです。すると治療後も痛みが残ったり、再発しやすくなってしまいます。

どんな手術も経験が大事ですが、この治療もたくさん経験を積まないと、ひざの中の大掃除ができません。

手術はたった五ミリ切開するだけ

関節鏡手術が開発されるまで、ひざの手術といったらひざを大きく切開して骨を切る手術でした。現在も、末期になると人工関節置換術や高位脛骨骨切り術をしなければなりません。メスを使ってひざを開き、骨を切ったり削ったりするとなると、やはり躊躇《ちゅうちょ》する患者さんが多いのではないでしょうか。手術が進化したとはいえ、入院・リハビリに三週間から一ヵ月以上かかりますから、手軽に受けられるような手術ではありません。

ましてひざを痛めている患者さんは、六〇代、七〇代、八〇代といった高齢者です。高齢になれば骨ももろくなりますから、手術のリスクもそれだけ高くなります。またご本人が手術を希望されても、ご家族が反対されることもよくあります。そこまでの手術をするなら、保存療法で痛みをごまかしながらなんとか生活していったほうがよい。そう考えるご家族の気持ちも理解できます。

しかし関節鏡手術は、そういう手術のイメージを一八〇度覆すものです。メスを使うのは、ひざに小さな穴を二つあけるときだけ。その穴も、わずか五ミリから一センチという小さなものです。痛みがないのはもちろんのこと、出血もほとんどなく、傷跡らしい傷跡も残りません。手術時間も短く、実質的な治療時間は一〇分もかかりません。

あまりにもあっけなく終わるので、患者さんの中にはいつ手術が終わったかわからなかったという方もいらっしゃいます。それほど関節鏡手術は簡単な手術なのです。

ですから、高齢者でも安心して受けていただけます。第5章の症例でご紹介するように、私たちのクリニックでは九〇歳以上の患者さんも少なくありません。これまでの最高齢は、九六歳でした。そんなご高齢の患者さんでも、手術を受けて痛みから解放され、生き生きした余生を送っておられます。まして六〇代、七〇代の方なら、あきらめるのは早すぎます。まだまだ長い人生が待っているのですから。

痛みそのものの原因を取り除く根本療法

ひざの痛みの原因は、大きく分けると二つあります。一つは血液循環です。血行が悪くなると骨に栄養が届かず、骨がもろくなります。そこで骨が崩れて、痛みの直接的な原因である遊離体を作りやすくなるのです。また血行が悪くなると老廃物がたまりやすくなり、その刺激でひざに痛みが出てきます。

もう一つの原因としては、ひざ関節内の病変です。半月板損傷、関節軟骨損傷、またくり返し書いているように関節にたまった遊離体です。遊離体は軟骨や骨にぶつかったりはさまったりして、痛みを引きおこします。また関節を包んでいる関節包の内側の滑膜を傷つけ、炎症をおこす原因になります。炎症がおきると、腫れたり熱を持ったり水がたまってきます。

関節の中に遊離体がある限り、ひざの痛みはよくなりません。一時的によくなったとしても、それはひざの動きによって遊離体が関節から離れただけのことです。その遊離体がまたはさまれば、再び痛み出します。

遊離体は痛みや炎症を引きおこすだけでなく、ヒビの入った半月板や靭帯、骨棘、もろくなった骨や軟骨にぶつかって組織を壊していきます。すると遊離体がさらに増えて、それが新たな痛みの原因になるのです。つまり、遊離体が一つあると、関節の環境はどんどん悪くなっていくのです。

この遊離体が、自然になくなることはありません。微細なものなら、白血球に破壊されて体に吸収されていく可能性もありますが、体に完全に吸収されるまでには時間がかかります。一つの微細なカケラがなくなる前に、もっとカケラが増えているでしょう。

ということであれば、ひざの中に浮遊している遊離体を人為的に取り除くしかないのです。遊離体がなくなれば、関節にぶつかったりはさまったり滑膜を傷つけることはなくなります。少なくとも遊離体が原因でおきる痛みや炎症を抑えることができますし、これからおきる痛みや炎症を防ぐこともできます。

ところが現在の治療は、この遊離体を放置したまま湿布を貼ったり、電気を当てたり、痛みどめの薬を飲んでいるだけです。痛みの原因を除去していないのですから、薬の効き

ひざ関節内から取り出されたさまざまな遊離体

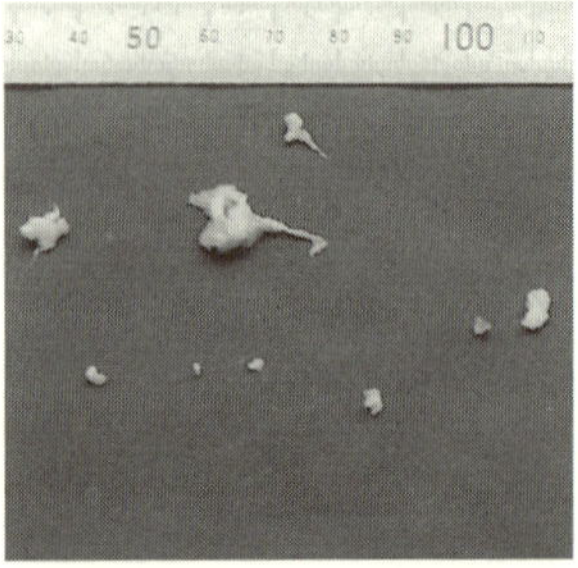

関節内に浮遊していた軟骨のカケラなどの一部

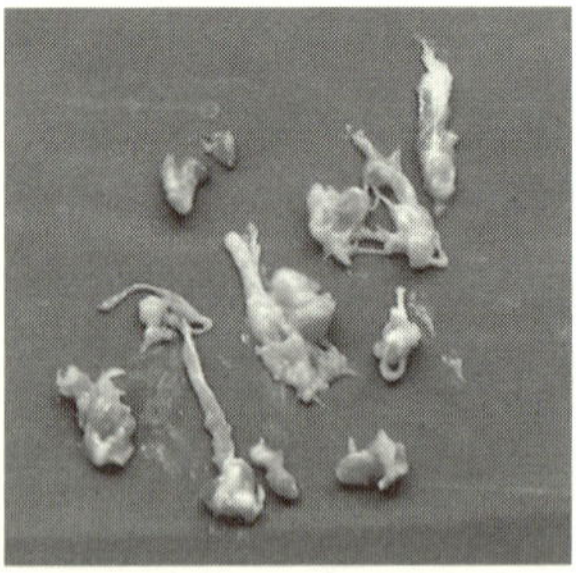

リウマチ患者のひざから取り出した滑膜

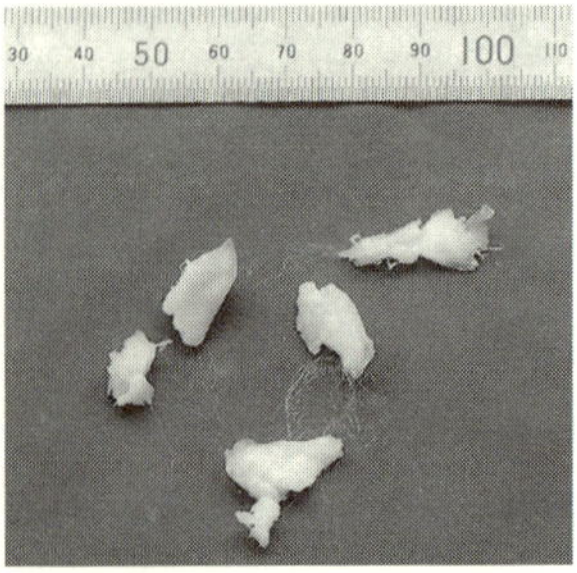

軟骨、骨棘などのカケラ

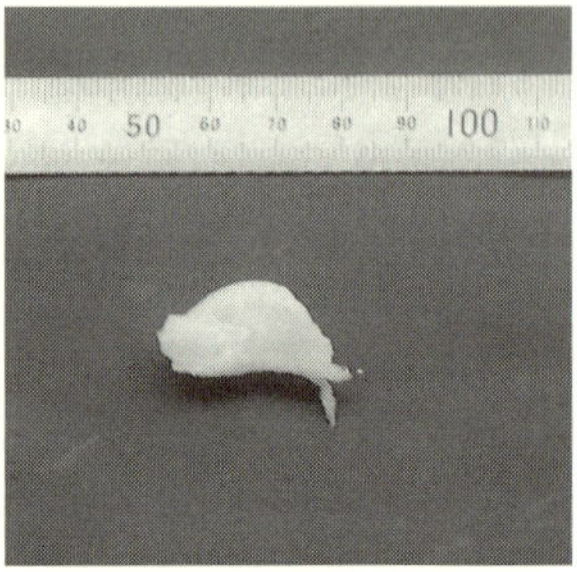

損傷した半月版の一部

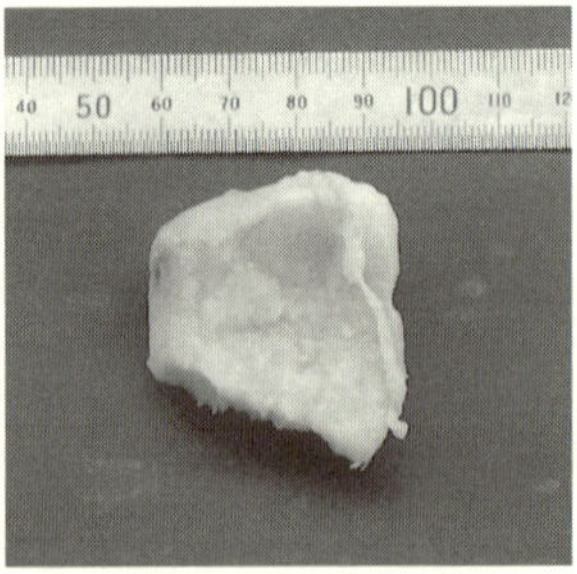

異常な増殖でできた軟骨の塊

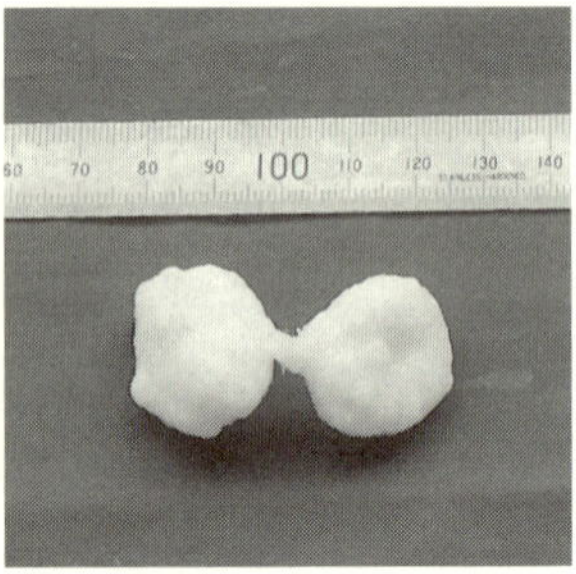

40ミリほどに大きくなった骨棘

目が切れればまた痛みが出てきます。関節鏡手術はそういう対症療法とは根本的に異なる、痛みの原因そのものを取り除く治療なのです。

軟骨の再生を助けて自然治癒力を引き出す

関節鏡手術の効果はそれだけではありません。もっと積極的にひざの病気を治す可能性があることがわかってきました。

それを知ったのは、一枚の写真がきっかけでした。それは私が帝京大学医学部に勤務していたころ、高位脛骨骨切り術を行った患者さんの写真です。この患者さんは非常に強いO脚があり、その二〇年前から車いすの生活をされていました。すでに関節鏡手術を行う段階ではなく、私は両足の骨切り術を行って、足をまっすぐにしました。手術後この患者さんは車いすも松葉杖も必要なくなり、自分の足で歩けるようになったという、私にとっては貴重な症例でした。

その患者さんが二〇年ぶりに、私のところに来院されたのです。左ひざに痛みが出てきたので、関節鏡手術を受けたいということでした。そのときに撮ったレントゲンを見ると、なんと二〇年前に手術したところから軟骨が再生していたのです。この患者さんは八〇歳を超えておられますが、何歳になっても骨や軟骨は再生するのです。

骨は体重がかかって圧迫されると、壊死してしまいます。ところが骨をまっすぐにして骨の接合面にすきまを作ってやると、軟骨が再生してくるのです。軟骨には血管がありませんから、これまで再生しないといわれてきました。こすれて摩耗する一方だと思われていたのです。ところが、そうではなく、軟骨も再生するのです。これまで私は、軟骨が再生されるのを何度も見てきました。

軟骨はレントゲン写真に映りません。ひざ関節をレントゲンで撮ると、上下の骨の間はすき間になっています。このすき間が軟骨です。すき間は加齢とともに薄くなっていきますが、それは軟骨が摩耗していくからです。このようにすきまという形でしか、軟骨は確認できないのです。

ところが関節鏡や骨切り術で関節の中を見る機会があると、軟骨を直接見ることができます。骨切り術の場合、骨を固定するために中に金具を入れますが、半年か一年、場合によっては二年以上たってから金具を取り出すためにもう一度ひざの中を見ます。そのときに関節の中を見ると、軟骨が再生していることがあるのです。関節鏡でも再手術の患者さんのひざの中を見ると、軟骨の再生が確認されます。

このように、軟骨は再生されるのです。ところがそれを見た人がいなかったために、軟骨は再生されないという誤った常識が浸透してしまったのです。

ただ、軟骨が再生するにはすき間が必要です。すき間があって関節液から十分な栄養が届けば、軟骨は再生します。そのためには、関節鏡手術や骨切り術が必要です。関節鏡手術で遊離体を取り除いてすき間を作り、はがれかけた骨を削ると、それが刺激になって軟骨が再生しやすくなるのです。

こういうことを考えると、関節鏡手術は東洋医学と西洋医学の中間にある医療ではないかと思えてきます。手法は西洋医学そのものですが、それによって引き出される結果はきわめて東洋医学的なのです。すなわち、自らの力で再生しようとする力を引き出す治療です。関節の動きを障害する邪魔ものは私たち医師が取り除きますが、そのあとは自分の力で再生していけるのです。それは自然治癒力を引き出す治療と言い換えることもできます。

もちろん骨や軟骨が再生するといっても、一〇〇パーセント再生されるわけではありません。再生されるのは一部です。しかし一部であれ、自分自身の骨や軟骨が再生されれば、自分の力で再発を予防できます。

四万件近い治療実績と高い治癒率

関節鏡手術の祖と呼ぶべき渡辺先生のもとで私が関節鏡手術を学んでから、四〇年以上の年月がたちました。そのあいだに、数えきれないほどの手術を行ってきました。東京大学を卒業して帝京大学の医学部に勤務していたころは、週に一〇例ほど行っていましたから、年間手術数は五〇〇件を下りません。開業してからは、毎週一五～二〇例の手術を行っています。現在までに、四万件近い数の手術をこなしているのではないでしょうか。

関節鏡手術に限らず、外科手術は職人の技に近い側面があります。手術をくり返し経験することで、技術が磨かれるのです。それはただ、手術がうまくなるというだけではありません。どんな症例にも対応できる幅広い見識が生まれ、新しい工夫が生み出されます。私が使いやすい器具をいくつも考案したのは、たくさんの症例をこなす中で、もっと手術をやりやすくする知恵が次々に生まれてきたからです。

患者さんの手術の結果も、施術者によって明らかに違います。熟練した医師の手術を受ければ、ほとんど失敗がありません。のみならず、患者さんの体になるべく負担のない方法で手術を行いますから、術後の回復も早い。これは関節鏡手術に限らず、すべての外科手術についていえます。ですからどんな手術を受けるにしても、熟練した医者にかかることが大事です。

関節鏡手術では後ろの病変が見えにくく、経験がないとその部分の病変を見落としたり、遊離体を残したまま手術を終えてしまうことがあります。こうなると手術後も痛みや拘縮が残って、スッキリしません。再発が早いのもこうしたケースで、関節鏡手術そのものへの評価がゆらぐ原因になります。

しかし関節の隅々まできれいに掃除できれば、そのあとの再発も少なく、ひざの調子は非常によくなります。私たちの経験では、中期までならほぼ一〇〇パーセント、進行期や末期でも七〇パーセントはよくなります。

なぜ七〇パーセントかといえば、関節鏡手術だけではどうにもならない要因があるからです。たとえば軟骨が完全に再生できない、骨が変形している、もともとの筋力が弱い、体重がある、慢性関節リウマチのように別の病気がある……というようなことです。その足りない部分は、治療後にリハビリを取り入れたり、骨切り術を併用したり、ほかの要素で補って一〇〇パーセントに近づけるしかありません。しかし七割よくなれば、日常生活に支障が出たり、痛みで歩けないということはなくなります。

治療はこのように行う

関節鏡手術は簡単な手術ですが、いくら「簡単です」といわれても、受ける患者さんにしてみれば不安や心配は拭いきれないでしょう。そこで、実際に関節鏡手術がどのように行われるのか、私たちのクリニックの場合を例に説明しましょう。

①検査と診断／問診と触診でほぼ診断できる

手術に先立って、患者さんのひざがどのような状態か診察します。私は問診と触診を中心に行っていますが、それだけでひざの痛みの程度や原因などをある程度つかむことができます。

問診では、ひざの痛みについてはもちろんのこと、生活全般についても聞きます。いつからどこがどのように痛むのか、どのような動きをすると痛むのか、これまでひざをぶつけたりケガをしたことがなかったか、ひざ以外に痛むところがないか、どんなスポーツをしてきたのか、どんな仕事をしているのか……こうしたことを聞くことで、ひざの痛みの原因が推察できます。

問診以上に重要なのが、触診です。触診では痛みの箇所、関節のまわりの緊張感、熱感、腫れ具合、ひざの可動域などを診ます。最近では検査機器が進歩して、若い医師は触診をしなくなりました。しかし経験を積むと、どんなにすぐれた検査機器よりも触診のほうが、はるかに多くのことを教えてくれます。

そのあとレントゲン写真を撮ります。軟骨の減り方や骨の変形、関節接合面のデコボコ、骨棘や遊離体の有無などはレントゲン写真で確認できます。たとえば骨が白っぽくなっていたら骨硬化をおこしていると判断できますし、関節の中がモヤモヤしていたらかなりの遊離体があることがわかります。もちろん骨のすり減り方や曲がり具合も一目瞭然です。

レントゲンは問診や触診での診断を追認するために撮るようなものですが、レントゲンを撮る意味もあります。写真にすれば患者さんも納得しやすく、ひざの状態を記録として残しておくこともできます。

問診、触診、レントゲンを総合すれば初診で診断でき、治療方針もその場で決まります。

②入院／基本は一週間だが日帰り手術も可能

入院期間は患者さんの年齢や体調、仕事の都合、ご本人の希望などで違ってきますが、ほとんどの患者さんが一週間入院されます。高齢者が多いため安全を考えてのことですが、一週間入院すれば自宅に帰ってもほとんど問題がおきることはありません。

しかし若い人、体力のある人はそんなに長く入院する必要はありません。手術後一～三日様子を見て、退院してもいいでしょう。

この手術は日帰り手術でも可能です。日帰り手術とは、入院して二四時間以内に退院する手術のことです。しかし、無理をすると出血して、回復が遅れることがありますから、あまりおすすめしていません。どうしても会社を休めない人は、術後二日目くらいに帰り、松葉杖で通勤していただきます。松葉杖を使えば、ひざにあまり負担をかけずにすみます。

③手術／実質治療時間は五～十数分

手術は次のような手順で行います。

まず患者さんに仰向けに寝ていただき、出血を防ぐための止血帯を太ももに止めます。脚全体を消毒し、ひざのお皿の下の外側から針をさして生理食塩水を入れます。生理食塩水を入れることによって関節をふくらませ、治療をしやすくするのです。注入する量は、患者さんの関節腔の大きさにもよりますが、五〇～一〇〇ccくらいです。

次にお皿の下の外側と内側に一カ所ずつ、メスで五～一〇ミリくらいの穴をあけます。最初は片方の穴から関節鏡を入れ、関節全体の様子をまんべんなく見ます。そしてもう片方の穴から治療器具を挿入します。もちろん二つの穴をうまく利用し、外側に病変があるときは外側から治療器具を入れます。この器具で軟骨を削って滑らかにしたり、壊れた半月板や肥厚した滑膜を切除します。そして最後に生理食塩水を流して、遊離体を全部洗い流します。

手術は一五分くらいで終わりますが、手術そのものにかかる時間は平均すると五分、長い人で十数分くらいです。患者さんは眠った状態のまま受けますから、痛みもなく、気がついたら終わっていたというのが実感でしょう。

④麻酔／最少の薬で最大の麻酔効果を出す

手術の前には麻酔をかけます。麻酔については不安を持っておられる方が多いので、麻酔についても説明しておきましょう。麻酔には全身麻酔、半身麻酔、局所麻酔がありますが、関節鏡手術ではほとんど半身麻酔です。半身麻酔は腰椎麻酔で、腰椎の四番と五番の間、または三番と四番の間に針をさして薬を注入します。

高齢者の場合、加齢とともに腰椎も変形してきます。腰椎と腰椎の間が狭くなって、針が入りにくくなっていますから、麻酔医も熟練を要します。

麻酔がかかると一時的に神経の感覚が抑えられ、筋肉の動きが緩慢になり、血管もゆるんできます。ところが意識は失っていません。そこが全身麻酔と違うところです。

私のところでは、意識はあるけれど眠っているような状態になる半身麻酔を行っています。この麻酔なら呼びかければ意識が戻りますが、手術中の物音は聞こえません。ですから、不安や恐怖心を抱かずに手術を受けられます。また終わったあと、手術のことはほとんど記憶に残っていません。

麻酔のリスクは、高齢者や体力のない人ほど大きくなります。したがってなるべく少ない薬の量で、最大限薬を効かせるようにしています。実際に技術と経験があれば、通常の三分の一の量で、手術ができるくらいの麻酔効果を出すことができます。私のところでは熟練した麻酔医が、手術に立ち会っています。

⑤手術の痛み／Ⅲ期までなら痛みはなく、回復は早い

手術中の痛みは、麻酔が効いているのでまったくありません。手術後は、軟骨が残っているⅢ期までならほとんどありませんが、Ⅳ期、Ⅴ期になると骨が削られていますから、やはり痛みが出ます。痛み止めを処方していますが、関節を冷やすと出血が少なくなり、痛みも緩和できることがわかってから、この方法を取り入れています。そのおかげで、痛み止めを飲まずにすむ患者さんが増えました。

⑥手術後の注意／無理して歩くと出血する

手術後は、しばらく安静が必要です。若い人（五〇代まで）なら一日、高齢者なら二、三日は安静にしていたほうがいいでしょう。といっても、まったく動いてはいけないというわけではありません。手術の翌日から、補助具などを使ってゆっくり院内を歩いたり、身の回りのことはできます。

しかし、歩きすぎたり動きすぎると、出血することがあります。出血の量は、動けば動くほど多くなります。出血すると関節が腫れて、痛みが出ます。手術で切った穴からも出血します。関節内の出血は、一〇cc以下なら自然に吸収されますが、二〇cc以上になると

抜かなければなりません。

また手術後は、水をたっぷり補給します。これは血液の流れをよくするためです。手術の前は、前夜から食べ物や飲み物をいっさい口にできません。水が補給されない状態が続くと脱水状態になり、血液の粘度が上がってしまいます。いわゆるドロドロになって、流れが悪くなるのです。

これを解消するために、手術後はたくさん水を飲んでいただきます。水が不足するとベッドから起き上がったときに血液が脳まで流れず、頭痛や頭重、吐き気などがおきることがあります。動脈硬化や高血圧などの持病があると、もっと悪い事態がおきかねません。血管が詰まって、脳梗塞や心筋梗塞などの病気を招くこともあるのです。

入院中は病院の管理でこうしたケアはできますが、早めに退院した患者さんは気をつけなければなりません。

治療を受けられない人、注意が必要な人

関節鏡手術は外科手術の中ではリスクの少ない、きわめて安全な手術です。しかし場合

によっては、手術を受けられないケースもあります。それは重い病気のある人や、全身状態のよくない人です。

変形性ひざ関節症は加齢によっておきる老化病ですから、手術を受ける人も高齢者が多く、ほかの生活習慣病を持病として持っている患者さんも少なくありません。たとえば糖尿病や高血圧症、高脂血症、肝臓病や腎臓病などがあって、なおかつひざも痛い、という患者さんです。

では、そういう病気があったら、この治療は受けられないのでしょうか。そんなことはありません。持病のある患者さんは、手術前に入念なチェックを行ってから、手術を受けられるかどうか決めます。ほとんどの場合は大丈夫ですが、まれに手術ができない患者さんもいらっしゃいます。それは次のようなケースです。

▼命に関わる全身性の病気を持っている…心臓病、重い糖尿病、肝硬変、腎不全など、命に関わる重篤な病気にかかっている人は受けられないことがあります。

▼出血しやすい…出血しやすい、一度出血すると止まらないというように出血傾向のある人は、手術が危険な場合があります。出血すると、大出血になる恐れがあるからです。具

体的にいうと、紫斑病、血友病、再生不良性貧血などです。

▼特殊な薬を飲んでいる…血液を固まりにくくする薬を飲んでいる人は注意が必要です。身近な薬としては、バファリンやワーファリンがあります。脳梗塞や心臓病のある人はこういう薬を飲んでいることがあるので気をつけてください。この場合も、出血が止まらなくなって危険です。この場合、手術の五～七日くらい前から服用を中止し、手術後出血が止まってから再開します。服用している薬は重要な情報ですから、必ず事前に話してください。

▼下肢に化膿性の傷や静脈瘤がある…ひざ周辺に傷があり、化膿する危険や、すでに化膿している場合は受けられないことがあります。また下肢に静脈瘤があって、きちんと治療していない場合はむずかしいでしょう。

こうした病気以外にも治療が受けられないケースがありますから、どんな病気でも、治療を受けている人は必ずその旨申し出てください。

九割の患者さんが「満足」

では、この手術を受けられた患者さんはどの程度この手術に満足されているのでしょうか。私は二〇〇二年の一月から四月までの四ヵ月間に私のところで手術を受けられた七〇歳以上の患者さんを対象に、調査を行いました。いずれも変形性ひざ関節症の患者さんで、手術から五日後の退院時に行いました。この結果は、医療専門誌に発表したものです。

患者さんの数は九一例で男性一七例（一七ひざ）、女性七四例（七四ひざ）、年齢は七〇歳から最高齢が八九歳、平均年齢は七五・三歳です。これを見ても、ひざの痛みが女性に圧倒的に多いことがわかります。

手術の内容は、半月板切除、滑膜切除、遊離体摘出、骨棘切除、骨露出部のドリリング、膝蓋支帯解離術などです。患者さんを関節鏡下の所見で分類すると、三期七例（八％）、四期四四例（四八％）、五期四〇例（四四％）でした。

さて、手術を終えた患者さん自身の評価ですが、術前のひざの痛みが「消失した」と答えた患者さんは六〇例（六六％）、「軽減した」という患者さんは二六例（二九％）、「はっきりいえない」という患者さんは五例（五％）でした。

治療の満足度を聞いたところ、「とてもよかった」四七例（五二％）、「よかった」三八例（四二％）、「わからない」六例（六％）、「やらないほうがよかった」〇例でした。ほとんどの患者さんが、痛みが取れて満足されている様子が数字に表れています。

この患者さんの中には、すでに反対側のひざの手術を受けておられる方が二一例ありました。片ひざの手術を受けてよかったので「もう片ひざも」という患者さんです。残りの患者さんに将来反対側のひざが痛くなったら同様の関節鏡手術を希望するかどうかたずねたところ、ほとんどの患者さんが希望すると答えており、人工関節置換術を希望する人は皆無でした。

以上のように、この手術は患者さんにとっても満足度の高い治療であることがわかります。

両ひざ同時の手術も可能

患者さんのなかには、両ひざが痛いという方もおられます。両ひざが痛くても、以前は麻酔をかけたときの体の負担や、術後の痛みなどを考慮して、片ひざずつ治療を行っていました。しかし最近は、両ひざを同時に治療するケースが増えています。

変形性ひざ関節症は、たいてい利き足から悪くなっていきます。利き足のほうに、より大きな負担がかかるからです。やがてもう片方の足も悪くなるのがふつうです。片方の足が悪くなれば悪くないほうの足に負担がかかり、その足まで痛んでくるのです。ですから時間の差と程度の差はあるものの、たいていは両方ひざが悪くなります。

しかし片方の足を治療すると、もう片方の足もだいぶよくなってきます。両足に負担がかけられるようになり、いままで負担がかかっていた足の負担が軽くなるからです。ですから、基本的にはまず片方の足を治療し、様子を見てもう片方の足を治療するようにすすめています。しかし、二回入院するよりも一回で済ませたほうが患者さんの負担が少ないことから、両ひざを一緒に治療してほしいという要望が増えてきました。現在は全治療の三割くらいを、両ひざ同時の治療が占めています。

まだ私たちが両ひざ同時の治療をあまりすすめていなかったころに、両ひざの治療を受けられた患者さんの例を紹介します。

Fさん（七八歳・女性）はお茶の先生をしておられましたが、両ひざに水がたまり、腫れて痛くて正座ができないと、クリニックに来院されました。いままで何軒もの病院に通ったものの、どこに行っても「老人性のひざ関節症だから、治る見込みはない」と言われたそうです。これまで、電気治療や痛み止めの薬で騙し騙しやってきましたが、もう限界だと言って駆け込んでこられたのです。

Fさんは、両ひざ同時の治療を希望されていました。一度に手術して、スッキリしたかったのでしょう。その強い意志に押される形で、私は両ひざ同時の手術を行うことにしました。

七八歳という年齢でしたから、いちばん心配だったのは麻酔です。私は痛みの強いほうの足により効くように麻酔をかけ、もう片方をより薄く効くように麻酔をかけました。万が一麻酔が足りなければ、局所麻酔をしようと考えたのです。結局その心配もなく、手術は無事に終わり、Fさんは翌日から院内を歩き回っておられました。両ひざを手術してもあまり痛みはないので、元気な方はつい歩いてしまうのです。

しかしこれは危険なことです。急激に歩くと、出血します。幸いFさんは軽い出血ですみ、一週間で無事に退院されました。

このように八〇歳に近い方でも、何の問題もなく両ひざの手術は受けられます。この頃よりもいまのほうが、両ひざ同時に治療する症例は格段に増えており、安全性も高くなっています。

重い症例でも骨切り術と併用することで完治する

変形性ひざ関節症が進行すると、関節に変形がおきてきます。変形はO脚かX脚ですが、たいていは関節の内側がすり減るO脚です。正常なひざの場合、大腿骨と脛骨がつくるひざの角度は、外側が一七五度くらいです。それが一九〇度とか二〇〇度になって、がに股状態になってしまうのです。

このように変形したひざの痛みは、遊離体を取っても治らないことがあります。ひざに異常な負荷が内側や外側からかかっているからです。こういう場合私たちは、まず関節鏡手術を行って様子を見ます。O脚やX脚でも、関節鏡手術だけでよくなることがあるからです。もちろん変形は治りませんが、痛みがなくなって歩けるようになれば、生活に支障がなくなります。それでもよくならない場合は、骨切り術をすすめます。

骨切り術は脛骨の一部を三角形に切り取り、向きを変えてまっすぐに固定する手術です。

骨を固定するために中に金具を入れ、骨がついたら金具を取ります。ですから二回手術をしなければなりませんが、高齢の患者さんの場合は二回の手術は負担が大きいので、金具を入れたままにしておくこともあります。

骨切り術をすると、早い人で三週間、通常は四週間くらい入院が必要で、骨がしっかりつくまでには一ヵ月半から二ヶ月かかります。もとの生活に戻るには、二ヵ月半くらいはかかってしまうでしょう。ですから一般には体力も筋力もまだある、七〇歳くらいまでの人に向くとされています。私のところでは、七〇代、八〇代でもこの手術を受ける患者さんがいらっしゃいますが、高齢者でも全身状態に問題がなく、リハビリがきちんとできる意志の強い人にはいい治療だと思います。

また、骨切り術のあとに関節鏡手術を行うこともあります。骨切り術の手術後、関節の中に癒着が起きることがあり、ひざが曲がらなくなります。しかし関節鏡手術で癒着バンドを全部取り除くと、ひざが曲がるようになります。

いずれにしても、骨切り術だけ行って関節鏡手術をしないと、中に遊離体が残ったままなので、いつまでもシクシク痛みます。ですからどういう形であれ、骨切り術と関節鏡手術を組み合わせると、重度の変形性ひざ関節症も完治に近づけることができます。

慢性関節リウマチにも有効

ひざの痛みで、変形性ひざ関節症に次いで多いのは慢性関節リウマチです。これも女性に多い病気で、関節に炎症が起きて関節が変形してしまう病気です。

慢性関節リウマチは、自分の免疫細胞が自分の体を攻撃するというやっかいな病気で、症状は全身の関節に出ます。ひざの痛みや変形はその一つの症状で、ひざの滑膜に炎症が起きているのが原因です。

こういうやっかいな病気にも、関節鏡手術が功を奏します。私はこれまで三〇〇件以上の慢性関節リウマチの患者さんを治療してきましたが、従来の治療と並行するとこうした全身病も改善していきます。

滑膜に炎症が起きると、滑膜の細胞が少しずつ壊死していきます。この壊死性物質が増えると、関節や滑膜を刺激して痛みを引き起こします。それを、本来なら白血球が処理してくれるのですが、慢性関節リウマチのような自己免疫疾患は免疫機能が正常に機能していません。そこで壊死性物質がどんどん増えて、症状が悪化していくのです。

この壊死性物質を白血球のかわりに駆除して関節の中をきれいにするのが、関節鏡手術です。邪魔な浮遊物が取り除かれれば、炎症や痛みが抑えられてらくになっていきます。また、薬の効きをよくする効果もあります。この病気の治療は、炎症や疼痛を抑えるために消炎鎮痛剤、抗リウマチ薬、ステロイドなどを投与します。滑膜に炎症があると滑膜が肥厚して、これらの薬が効きにくくなるのです。これは滑膜の肥厚によって周囲の毛細血管がつまり、血行が悪くなるためです。

そこで肥厚した滑膜を、関節鏡で取り除きます。一回滑膜をきれいにすると炎症や痛みが治まり、薬が効いてきます。そして新しい滑膜が再生されてくるのです。

慢性関節リウマチは、全身性の病気です。したがってひざ関節だけではなく、手足の指やひじ、股関節など、あらゆるところに出てくる可能性があります。しかしすべての関節も同じように、関節鏡で治療できます。

治療後痛みがおさまってくれば、日常のアクティビティが高くなり、運動療法もできるようになってきます。薬物療法と外科的な関節鏡手術、そして運動療法を組み合わせると、よほどの重症でない限り、慢性関節リウマチの八割までが落ち着いてきます。

実際に痛みや炎症がなくなると、自然に全身状態がよくなって、それだけでも改善してきます。慢性関節リウマチも、痛みをまず取ることが回復への近道なのです。

関節鏡手術で治せるひざの病気

関節鏡手術は、ひざに痛みをおこす病気なら、基本的にはすべての病気に有効です。

ひざに痛みをおこす病気とは、第1章で説明したような外傷性、炎症性、先天性などのひざ障害です。

具体的にいえば、半月板や靭帯の損傷、骨壊死、関節ネズミ（骨軟骨腫、離断性骨軟骨炎など）、先天性タナ障害、化膿性関節炎、慢性関節リウマチ、結晶性滑膜炎（偽痛風）などです。これらのケガや病気は関節の中に遊離体を作り、二次性変形性ひざ関節症を引きおこします。したがって遊離体を取り除いて病変部をきれいにすれば、それが原因でおきる痛みや炎症を防いだり抑えたりできます。

また関節鏡手術で骨や軟骨を削ると、それが刺激になって骨細胞への血流が蘇生し、骨が再生してくることもわかっています。

こうした病気では、たいてい遊離体が発見され、それが痛みや炎症を引きおこす原因になっています。

また一次性であれ二次性であれ、末期の変形性ひざ関節症まで進展して人工関節置換術をすすめられても、まず関節鏡手術を試してみてください。変形は治らなくても、痛みはだいぶ軽減できます。先ほど説明したように骨切り術と組み合わせれば、その変形も改善します。それでもダメな場合、初めて人工関節置換術という選択が出てきます。

ひざの痛み、あきらめないでください。変形性ひざ関節症だけでなくどんな痛みでも、治る可能性があるのです。かりに痛みが全部取れなくても、車いすが杖になり、その杖も必要なくなれば、生活の質はぐんと向上します。いくつになっても、自分の足で歩きたいではないですか。

最大のメリットは高齢者でも安心して受けられること

この章の最後に、九三歳で関節鏡術を受けられたSさん（男性）の事例をご紹介しましょう。この手術が高齢者にもきわめて安全で、リスクの少ない治療であることがわかります。そして同時に、いくつになっても自分の足で歩ける人生がどんなにすばらしいことか、

Sさんから伝わってきます。みなさんもSさんのように、自分の足で歩ける人生を取り戻してください。

Sさんが二人の娘さんに付き添われて私たちのクリニックに来院されたのは、数年前のことでした。もともと活動的なSさんは、歩くことが大好きです。ところがここのところひざが痛くて歩けない、なんとかしてほしいということでした。

痛いほうの右ひざをレントゲンで見ると、軟骨関節が壊れ、そのカケラが関節の中に引っかかっていました。これでは歩くたびにはさまって、痛いわけです。

私は九〇歳というSさんの年齢を考え、ひざの痛みを取るいろいろな治療があることを説明しました。ひざを温めるホットパックや電気治療、サポーターの装着、そして関節鏡手術……説明を聞いてSさんは、関節鏡手術を受けることを決めました。

関節の状態からいっても、関節鏡手術で十分治る症例でした。大きな持病もなく、体力の衰えもそれほど見られなかったSさんは、すぐに手術日を決めました。

ところが、直前になって娘さんから電話が入りました。「やはり高齢なので手術は見合わせたい。もう少し外来で治療を受けて様子を見たい」とおっしゃるのです。ご家族の意思を尊重し、その後Sさんは外来で治療を続けることになりました。

ところがいくら治療を続けてもひざの痛みは一進一退で、なかなかよくなりません。業を煮やしたSさんは、悲痛な叫びを上げました。

「毎日こんなに痛いのでは、生きている意味がないではないか。これでは歩くこともできやしない」

とうとう娘さんたちと大げんかし、Sさんは手術を受けることを決めました。そのとき娘さんたちに、こう話したそうです。

「痛いのは私のひざで、お前たちのひざではないんだよ。この痛みは私にしかわからないのだ。たとえあと半年の命でも、この痛みから解放されて自由に歩きたい。そのためなら、手術でも何でもしてよくなりたいんだ」

こうして九〇歳で右ひざの手術を受けたSさん。手術後の回復は順調で、毎日三キロの散歩を楽しむほどになりました。そして三年後、九三歳で反対側の左ひざの手術も受けられたのです。両足の手術をして痛みの心配がすっかり消え、生き返ったように余生を楽しんでいらっしゃいます。

「この年でこんなに自由に歩けるなんて、ほんとうに私は幸せです」

Sさんが私たちにしみじみ語った言葉です。

第4章

あなたのひざの痛みは絶対治る！

関節鏡手術ケーススタディ集

高齢者の症例

関節鏡手術は高齢者にもきわめて安全、安心な治療です。手術は一五分程度で終わり、手術中や手術後の出血や痛みもあまりありません。それほど体力を消耗させることがないので、八〇代、九〇代の方でも受けられます。

まず、九〇歳以上というご高齢でこの手術を受けられた患者さんの例をご紹介しましょう。

◇…痛みと拘縮から解放され、別人のようにいきいきした
――O・Mさん（変形性ひざ関節症Ⅳ期／治療時九二歳、女性）の場合

九二歳で初めて関節鏡手術を受けたという、私のクリニックでも最高齢に近い患者さんです。この患者さんは、手術の前とあとで別人のように変わりました。手術前はひざの痛みと拘縮があり、ひざを曲げると痛い、寝返りも痛い、じっとしていても痛い。そんな状態でしたから、室内を歩くのでも歩行器を使ってやっとの思いで歩いておられました。外

出は、もちろん車いすです。来院時も、娘さん二人に両腕を支えられながら、クリニックに入って来られました。

ところが関節鏡手術を受けたら、別人のように表情が明るくなったのです。痛みがどれだけO・Mさんの日常に影を落とし、快適性を奪っていたか、その表情の変化に如実に現れていました。

また、手術したその晩、「何年ぶりかでぐっすり眠れました」とおっしゃっていました。いままでは寝返りをうつたびにひざに激痛が走ったので、熟睡するどころではなかったそうです。

O・Mさんの手術後のアクティビティ（活動性）のレベルは、手術前とそれほど変わっていません。室内では歩行器から杖に変わりましたが、やはり支えが必要ですし、外出時は車いすです。しかし生活の質（QOL）は大きく向上しました。痛みから解放されてぐっすり眠れるようになっただけでも、手術をした意義は大きかったと思います。

また喜んでおられたのは、ご家族の方です。一人でできることが多くなり、ご家族の手を煩わせることが減って、らくになったとおっしゃっていました。何よりも、痛みで苦しんでいる姿を見なくていいだけでも、ご家族にとっては救いではないでしょうか。

患者さんがご高齢だと、ご本人より先にご家族が治療をあきらめてしまうケースがよくあります。しかし患者さんの痛みがなくなってアクティビティがよくなれば、ご家族もらくになります。ご本人が治療を望まれるのなら、ぜひご家族もそれを後押ししていただきたいと思います。

◇…九三歳で手術を決心。手術の二日後には歩けた
――K・Tさん（変形性膝関節症V期／治療時九三歳・女性）の場合

K・Tさんは、私たちのクリニックに来られる十数年前に、他院で右ひざの人工関節置換術を受けておられます。その後左ひざが痛くなって、当院を受診されました。八〇代後半でご高齢だったことや、前回受けた人工関節置換術が大変だったことから、当初から保存療法を望んでおられました。

私たちもそれに応えようと、ヒアルロン酸注射を中心にいろいろな保存療法を行い、K・Tさんもギリギリまでがんばってくれました。しかし九三歳を過ぎてとうとう痛みが強くなり、寝ていても痛いという状態が続くようになってしまいました。触診すると、ひざの中にはっきりと痛みを起こしている遊離体の所見があり、そのひっかかりを取れば痛

みはなくなるだろうと推測できたため、関節鏡手術をすすめました。

九三歳というご高齢に加え、最初から手術はしたくないという前提でしたから、時間をかけてていねいに説明しました。関節鏡手術は体への侵襲が少ない治療ですが、ご高齢の患者さんの場合、むりにすすめることはしません。しかし、手術をすれば治る確率が明らかに高く、かつ、ご本人に治したいという強い意欲があれば、おすすめしています。問題になるのは、麻酔やその後のリハビリに耐えられるかどうかです。

K・Tさんは、筋力の低下が大きく、骨粗鬆症もありましたが、幸い大きな病気はありませんでした。いろいろ迷われたとは思いますが、娘さんたちとよく話し合い、手術を決心されました。

手術したその晩から、K・Tさんは「寝返りを打っても痛くない、らくになった」と喜んでおられました。翌日は一日病室にいましたが、翌々日から歩行器で歩く練習を始め、まわりの人たちに見守られながら、二階の病室から一階の診察室まで下りて来られました。そして、ほかの患者さんたちと同じ一週間のスケジュールで退院されました。「思い切って関節鏡手術をしてよかった」と、その後の通院のときにK・Tさんのご家族はおっしゃっていました。

若い人、子どもの症例

関節鏡手術は高齢者にやさしい治療ですが、高齢者だけが受ける治療ではありません。若い人でもひざに痛みがあって、保存療法では治らないようなケースではこの治療が有効なことがよくあります。たとえば先天的なタナ障害、スポーツによる靭帯や半月板、関節軟骨の損傷などです。私のクリニックでもそういう若い患者さんが二〜三割を占めています。

若い人に多いタナ障害や半月板、靭帯などの損傷は、いずれもそれらの破損物が関節にはさまったり引っかかって障害となり、痛みを引きおこします。ですから症状的には、変形性ひざ関節症と同じなのです。

◇…半月板を形成切除して、ホノルルマラソンを完走

——K・Eさん（円板状半月板／治療時五七歳）の場合

マラソンが趣味の患者さんです。毎年フルマラソンに参加されており、二〇一一年一二

月のフルマラソンにも出場されました。ところがその後、一〇キロ走っただけでも右ひざに痛みが出るようになり、とうとう走れなくなってしまいました。近所の整形外科でヒアルロン酸注射を打ったり、リハビリの治療などを受けましたが、症状は改善せず、翌年四月に私たちのクリニックを受診されました。

診察し、MRIを撮ると、右ひざの外側半月板が、生まれつきの半月板異常であることがわかりました。通常半月板は、アルファベットのCのように、外周部分だけあり、中央部分はありません。ところがK・Eさんは、アルファベットのDのように、中央部分にも半月板がある形をしています。これを、「円板状半月板」といいます。先天性の異常ではありますが、比較的よくあるもので、むしろその人の体の特徴といってもいいでしょう（次ページの図参照）。

通常の半月板なら、中央部の空いたところで大腿骨と脛骨の軟骨が向かい合っていますが、円板状半月板では、軟骨と軟骨の間に半月板がはさまる形になります。このままで症状が出ない人もいますが、K・Eさんのようにひざを酷使していると、半月板に外力が加わり、断裂しやすくなります。断裂すると、痛みや腫れ、引っかかり感、ロッキング（ひざが動かない）などの症状が出てきます。

円板状半月板（右ひざの場合）

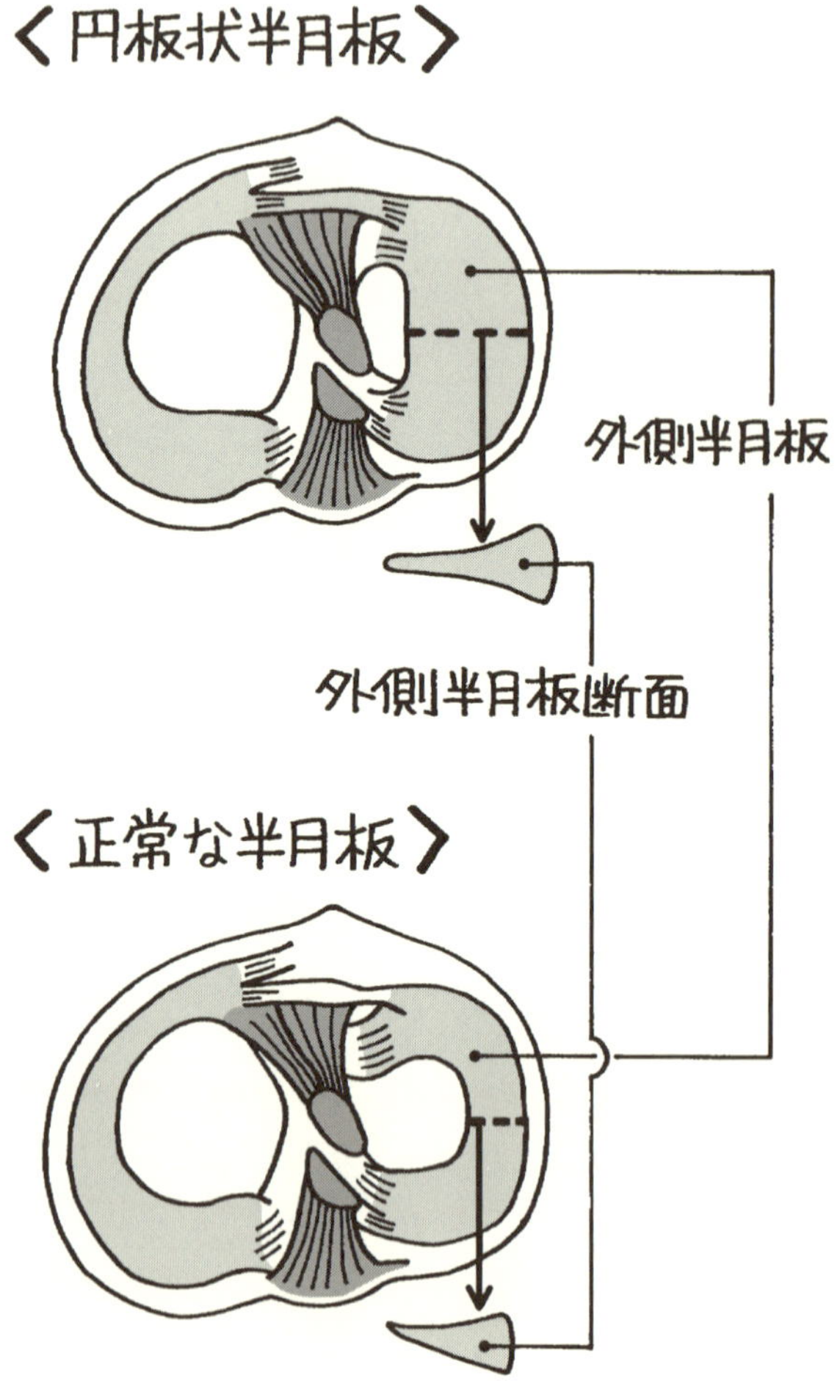

そこで、K・Eさんには、関節鏡下で外周部は温存し、中央部分を切除して正常の半月板に近い形にする形成的切除術を行いました。術後はヒアルロン酸の注射や大腿四頭筋訓練などを行い、しばらくして再びフルマラソンを完走できるようになりました。その翌年には、ホノルルマラソンにも参加されたそうです。

◇…四〇代後半になったら関節症に注意。むりな負担はかけない
——T・Mさん（変形性ひざ関節症Ⅳ期、半月板損傷／治療時五〇歳、男性）の場合

今年の五月、左足をひきずり、やっと歩けるような状態でT・Mさんは来院されました。一ヵ月半ほど前から左ひざに痛みが出て、他院でヒアルロン酸の注射をしたり、接骨院で鍼治療を受けたりしたものの、よくならなかったそうです。

MRIを撮ると、半月板が切れてめくれていました。ご本人は原因に心当たりがないとのことですが、スーパーで商品管理の仕事をされているので、その負担がひざに蓄積されていたのかもしれません。変形性ひざ関節症は四〇代後半から始まりますから、そういうベースの上に、重い物を持ったり、しゃがんだり立ったり捻るような動作をくり返すと、半月板が切れてしまうことがあります。

翌月、半月板のめくれている部分を切除する関節鏡手術を行いました。現在、術後二週間で痛みはだいぶ軽くなっており、ふつうに歩いて外来に来られています。削った半月板の組織がもとどおりに戻るまで、一ヵ月くらい痛みがありますが、その痛みは半月板が切れて組織を傷つける痛みとは根本的に違います。治っていく痛みであり、薬でコントロールできる痛みです。もう少しすれば、職場に復帰できるでしょう。

◇…事故後のひざの硬直が取れ、運動もできるようになった
――T・K君（交通事故による滑膜襞断裂／治療時一二歳、男児）の場合

交通事故にあった後、左ひざが痛くなり、動かなくなってしまった患者さんです。他院でレントゲンやMRIの検査をしたところ、骨折もしていないし軟骨や靭帯などの損傷もないということで、リハビリを続けていたそうです。しかしいくらリハビリを続けても左ひざの痛みは取れず、ほとんど曲がらない状態でした。当院に来院されたときも、左足が棒状に突っ張ったままで、ひきずる状態でした。

MRIの画像を見ても、これといった所見はなく、原因は見つかりませんでした。しかし話を聞き、触診すると、ひざの一部にちょっとあやしいと思われるところがありました。

関節鏡で確認すると、脂肪組織の中にある滑膜ヒダが一部切れていました。滑膜ヒダは、関節を包んでいる滑膜の一部が硬くなってヒダ状になったものです。その切片がひざのお皿と大腿骨の間にはさまって、痛みの原因になっているのではないかと判断し、関節鏡手術をすすめました。

通常ひざの可動域は、〇～一四五度くらいあります。〇度がまっすぐ伸びた状態、一四五度が正座の状態です。治療前、T・K君の左ひざは四〇度くらいで硬直し、まっすぐ伸びませんでした。しかし治療直後、〇度までピンと伸びるようになりました。

退院後、まだ痛みが少しあり、動きが悪かったため、近所の病院でリハビリを行ってもらい、可動域は一二〇度まで広がりました。いまは、以前と変わらず、スポーツをしたり元気に遊んでいると、家族から聞きました。

事故によるケガは、交通事故だけでなく、ぶつけたり、自転車でころんだりする日常的なケガもあります。こういうケガでひざを損傷しても、レントゲンやＭＲＩにはほとんど映りません。それを見つけるには、患者さんの話をよく聞き、触診や理学所見でおかしいと感じるかどうかです。それを見逃してしまうと、最初は小さかったケガでも、大事に至ることがあります。

T・K君も効果がないままリハビリを続けていたら、ひざが動かない状態で固定されてしまったかもしれません。

同じひざに二回手術を受けた症例

関節鏡手術は、極端なことをいえば何回でもくり返し受けられる手術です。実際にはそんなに何度も治療を受ける患者さんはいませんが、それくらい患者さんの体に負担がかからない治療ということです。

関節鏡手術を一度受けると、たいていの患者さんはそのままよくなっていきます。もし二度目の手術を受けるとしたら、反対側の足です。しかしなかには、一〇年くらいたって同じひざに痛みが出てくるケースもあります。変形性ひざ関節症は老化病です。手術をしても、加齢とともに骨や筋肉は弱くなり、使っているうちに軟骨がはがれたり、半月板が傷んでくることがあります。こういうことは健康な人のひざでもおこりますから、一度手術したひざならよけいおきやすくなっていると考えたほうがいいでしょう。

そういうケースで、同じひざを二回手術された患者さんの事例をご紹介しましょう。

◇…いまなおゴルフができる強靭なひざは関節鏡手術の賜物

――W・Hさん（変形性ひざ関節症V期、骨壊死／治療時八九歳、男性）の場合

八二歳のときに一度目の手術を受けられた患者さんです。ゴルフのお好きな方で、ラウンド中に激しい痛みに襲われ、クリニックを受診されました。その一年半ほど前から左ひざに痛みがあり、水もたまっていたそうです。何軒もの整形外科に行かれたそうですが、どこに行っても「老人性の変形性ひざ関節症だからしかたない」と言われ、我慢に我慢を重ねた末のことでした。

レントゲン所見では、骨に一センチほどの壊死があり、軟骨が剥離していました。そのカケラがすき間に引っかかったり半月板を壊して、痛みが出ていたのです。放置しておけば骨の細胞の壊死が進み、骨が壊れていきます。そうなるといま以上に痛みが激しくなり、関節が変形したり歩行不能になることもあります。

そこで、軟骨のはがれたところを削り、そのまわりに数カ所穴をあけて骨髄から血液が流れるようにしました。こうすると骨細胞に栄養が届いて、骨壊死の進行を防げます。うまくいけば、骨が再生してくることもあります。また損傷している半月板も部分切除しま

した。

術後の経過は非常に良好で、階段の上り下りにも痛みがなくなり、ゴルフができるまでに回復されました。

ところが、それから七年たった一昨年の四月、手術した左ひざにまた痛みが出るようになって再来院されました。中を関節鏡で見ると、前回の治療あとは滑らかで問題はなかったのですが、半月板がまた少し損傷していました。前回は損傷した部分だけ切除しましたから、残った半月板がまた壊れてきたのです。そこで、八九歳で二度目の手術を受けられました。このときも半月板を一部切除し、遊離体を取り除きました。

手術後、すっかり回復されたW・Hさんは、九〇歳を超えたいまなお元気にゴルフをされています。

◇…一〇年前と変わらぬ健脚を維持

――S・Nさん（変形性ひざ関節症Ⅳ期／治療時七二歳、男性）の場合

一回目の手術は六一歳のときに受けられました。手術前は長く歩くことができず、歩いては少し休むというのをくり返していました。三〇分あまりの通勤電車の中でも立ってい

られず、途中下車して休んでいたそうです。

このときは左ひざの関節軟骨と半月板に損傷が見られたため、軟骨の形を整え、半月板も一部切除しました。もちろん遊離体もきれいに取り除きました。手術後、外来通院の必要がないほど経過がよく、毎朝一時間の散歩を楽しむほど健脚になられました。

ところが、それから一一年たった七二歳のとき、同じひざに再び痛みや腫れが出てきました。関節鏡で見ると、前回手術した半月板の別の部分に損傷が見られたので、そこを部分切除しました。S・Nさんの場合、前回切除した半月板が再生していましたが、その再生した部分に断裂がおきていたのです。

手術後、S・Nさんは、「二回目の手術のほうがらくだった」とおっしゃっていましたが、手術自体は一回目も二回目も変わりません。しかし一度経験されているので、気持ちの上でらくだったのでしょう。

いまでもときどき、四〇分ほどかけて自転車でクリニックに遊びに来られます。一〇年前と変わらぬ健脚ぶりで、毎朝一時間の散歩は欠かしていないそうです。

両ひざの関節鏡手術を同時に行った症例

これまで片ひざずつ手術を行うことが一般的でしたが、術後の痛みが少なくなって、両ひざ同時の手術が増えてきました。両ひざを一度にすれば、入院も一度ですみますし、術後もスッキリ痛みが取れます。高齢でも、両ひざ同時に手術できます。

◇…八〇歳で両ひざ同時に手術し、車いすから杖に！

——O・Mさん（変形性ひざ関節症Ⅲ期／治療時八〇歳）の場合

外来受診時、痛みでほとんど歩けなかったためか、O・Mさんは筋力がかなり落ちており、車いすで来院されました。レントゲン上の所見は中等度ですが、関節鏡で関節内を観察すると、両ひざの半月板に断裂があり、遊離体も数多く浮遊していました。

年齢的に片ひざずつ治療してもよかったのですが、どうせなら一緒に治療を受けてスッキリしたいというご本人の希望で、両ひざを同時に治療しました。術後もそれほどの痛みを訴えることはなく、トイレにも歩行器を使って歩いていかれました。

退院時は松葉杖を使いましたが、外来でアルツ療法（ヒアルロン酸治療）と筋力訓練を行い、杖一本で歩けるようになりました。まだ八〇歳ですから、歩けるようになれば、これからもっとできることが増えてくると思います。

骨切り術のあとに関節鏡手術を受けた症例

ひざが変形してO脚やX脚（大半はO脚）になると、ひざに均等に体重がかからず、常に圧迫されているところの骨や軟骨が摩耗して、ひどくなると歩けなくなってしまいます。こういう場合は、まず骨切り術で骨をまっすぐにし、それから関節鏡手術を行うと痛みがなくなり、関節もよい状態で長く使うことができます。

末期の変形性ひざ関節症に、日本では人工関節置換術がすすめられることが多いですが、人工関節置換術を一度受けると、次に悪くなったときに治療法がなくなってしまいます。そこで私は、まず骨切り術をすすめています。それと関節鏡手術を組み合わせると、末期の変形性ひざ関節症でも健康なひざと同じように使い続けることができます。ところが人工関節術を行ってしまうと、次にひざが痛くなったときに関節鏡手術も受けられなくなってしまいます。
そういう骨切り術のあとで、関節鏡手術を行った例です。

◇…車いすだった患者さんが八〇歳のいまも元気で歩ける
――Y・Kさん（変形性ひざ関節症V期／治療時八〇歳、女性）の場合

五九歳のときに、当時私が勤務していた帝京大学を受診された患者さんです。そのときすでに強いO脚があり、病院にも車いすで来られました。関節の内側の骨の欠損が大きく、三〇代のころからひざが痛くて歩けませんでした。

通常こういう状態では、人工関節置換術をすすめられます。医局のカンファレンス（討論会）でも、人工関節術を行うべきという意見が大勢でした。しかしこの患者さんの担当医だった私は、患者さんと相談し、骨切り術を行うことにしました。

五九歳という年齢で人工関節置換術を受けると、それが一〇年もったとしても七〇歳で再手術をしなければなりません。そのときにどれだけ体力を維持できているか、わかりません。全身的な疾患をおこしている可能性もあります。そういう体力が落ちた状態で人工関節置換術の再手術は大変です。その再手術がうまくいったとしても、女性の寿命を考え

ると、再々手術が必要になるかもしれません。高齢での再々手術は、さらに厳しくなります。

しかし骨切り術で関節を残しておけば、自分の骨で関節が改善する可能性があります。かりに将来またひざが壊れても、最後の選択として人工関節術を受けることができます。それでまず、骨切り術をするのがいいと判断しました。

この患者さんは両ひざの骨切り術を続けて行いましたが、術後の経過は非常に良好でした。杖なしで歩けるようになっただけでなく、あちこちに旅行に行けるほどお元気になったのです。退院して間もなく、ワシントンにも行かれました。まさか海外に行かれるほどよくなるとは、ご本人も思っていなかったでしょう。ほんとうに喜んでおられました。

ところが二〇年たって、左ひざに痛みが出てきました。そのときに私を思い出し、いろいろなつてを使って探したそうです。そして去年の八月、来院されました。レントゲンで見ると、骨切り術の矯正はうまくいき、骨も再生されていましたが、遊離体や骨棘が認められました。これが痛みの原因ですから、取れば痛みはなくなります。

手術後は、横浜から東京のクリニックまで一人で通って来られています。闘病中のご主人の世話を一人でされているそうですが、その姿からは昔の車いすのころの面影はみじんも感じられません。あのときの車いすの患者さんがこんなにお元気になられたかと、感慨深いものがあります。

◇…骨切り術後の変形性ひざ関節症の進行を止める
——H・Aさん（変形性ひざ関節症Ⅳ期／治療時八二歳、女性）の場合

Y・Kさんと同じころ、帝京大学で私が左ひざの骨切り術を行った患者さんです。やはりひどいO脚があり、痛みで歩けませんでした。その手術に、リハビリも含めて四ヵ月間の入院が必要でした。両ひざとも変形があったH・Aさんに、私は右脚の骨切り術もすすめました。ところがH・Aさんは、いやだとおっしゃるのです。「平均寿命を考えると、また四ヵ月も入院したくない」これがH・Aさんの言い分です。

H・Aさんはそのとき六〇歳くらいでしたが、当時の平均寿命は七三、四歳だったと思います。

H・Aさんは他の医師に頼んで、右ひざは人工関節置換術を受けられました。この手術のほうが入院期間が短く、リハビリもらくなのです。ところが先に悪くなったのは、人工関節のほうの右脚でした。徐々に関節がゆるんできて、三年前に別の病院で再手術をされ

たそうです。

骨切り術を行った左ひざのほうは問題ありませんでしたが、右ひざをいつもかばって歩いていたせいか、一、二年前から痛みが出るようになりました。そこで、二ヵ月前に私のクリニックを受診されたのです。

ひざの中を見るとカケラや骨棘の所見があり、変形性ひざ関節症が進行していたため、関節鏡手術を行いました。H・Aさんが八二歳のときです。骨切り術をしても、加齢とともに変形性ひざ関節症は進行していきます。その進行を止めてひざの痛みを取るのに、関節鏡手術が有効なのです。こういうメンテナンスを行うことで、骨切り術を行った脚は一生もちます。

現在は、関節鏡手術を受けた左脚が右脚の支えになっています。

◇…骨切り術後の癒着を除去したらひざが曲がる、伸びる

——N・Tさん（変形性ひざ関節症Ⅴ期／治療時五二歳、女性）の場合

N・Tさんは四年前にほかの病院で骨切り術を受けられた患者さんです。ところが手術後、ひざの拘縮が強くなり、足が曲がらなくなってしまいました。正座はもちろんのこと

椅子にも腰掛けられず、歩くときも脚が曲がらないので棒足で歩くような状態でした。
「これではなんのために骨切り術を受けたのかわからない」と、N・Tさんは私たちのクリニックを受診されました。ひざの中には、遊離体とともに手術後の癒着がたくさんありました。これでは痛いし、ひざも曲がらないわけです。それらを全部関節鏡手術で取り除いたところ、九〇度まで足が曲がるようになり、正座は無理ですが椅子に腰掛けられるようになりました。痛みもなく、自由に歩けるようになり、「この手術を受けてよかった」と、とても喜んでおられました。

それから三年たった現在、N・Tさんのひざの可動域は〇～一〇〇度まで広がり、同年齢の女性のひざの動きとほぼ変わらないくらいまで曲げたり伸ばしたりできるようになりました。足を動かせば可動域は少しずつ広がっていきますから、これから先ももっと自由に動かせるようになる可能性はあります。

なお、骨切り術のあと癒着がおきるのは、骨切り術を行った医師の技量の問題です。骨切り術を受ければ必ず癒着がおきるわけではありません。

片方のひざが人工関節、他方が関節鏡手術の症例

変形性ひざ関節症は、たいていの人が、時期を少しずらして両足悪くなります。そういうケースで、先に片ひざに人工関節置換術を受けた患者さんが、もう片方のひざの治療に関節鏡手術を選択されることがよくあります。その理由は、「もう大変な手術は受けなくない」ということです。反対に、先に関節鏡手術を受けられた患者さんは、「もう片方も悪くなったら関節鏡手術を受けたい」とおっしゃいます。

人工関節と関節鏡手術を比較するという意味で、片ひざが人工関節置換術、もう片ひざが関節鏡手術という症例をご紹介しましょう。

◇…人工関節置換術と遜色のない手術結果に満足

——N・Hさん（変形性ひざ関節症Ⅴ期／治療時九〇歳、女性）の場合

八九歳のときに、別の病院で右ひざの人工関節置換術を受けられた患者さんです。左ひざも同じように痛みがあったのですが、長く入院する大きい手術はいやだとおっしゃって、

私たちのクリニックを受診されました。

関節鏡手術を受けられたのは、九〇歳のときです。ご高齢だったので翌日は安静にしていただきましたが、翌々日から病院内を歩いておられました。といっても、杖を使い、足をかばいながらの歩行ですが、五日後にはほかの患者さんと同じように退院されました。

まだ手術を受けられたばかりなので、腫れや水がたまる症状が若干見られるものの、痛みはまったくなくなりました。人工関節にした右ひざと同じように使えるとおっしゃっています。現在は外来通院されており、自宅でリハビリに励む毎日です。

◇…保存療法に見切りをつけて関節鏡手術を選択
――F・Sさん（変形性ひざ関節症Ⅴ期／治療時七五歳、男性）の場合

六九歳のときに別の病院で左ひざの人工関節置換術を受けられた患者さんです。左のひざはよくなりましたが、術後から右ひざに痛みが出るようになりました。ひざの痛みは、片方のひざが悪くなると、もう一方のひざも必ず悪くなります。これは悪いひざをかばうためです。

せっかく左ひざがよくなったのに歩けない、正座ができないという状態で、近所の病院

に外来通院していました。もう大きな手術は受けたくないと、理学療法や薬物療法を受けていましたが、何年通っても改善の兆しがありません。たまりかねて私たちのクリニックに来院され、関節鏡手術を受けられました。

Ｆ・Ｓさんの右ひざは内側の軟骨が摩耗し、半月板が損傷していました。ひざのクッションがなくなっている状態ですから、痛くて歩けないわけです。これらをきれいにして遊離体を取ったところ、ほぼ痛みはなくなりました。術後一ヵ月の現在、まだリハビリ中ですが、歩くことを楽しめるようになってきたとおっしゃっています。

慢性関節リウマチの症例

慢性関節リウマチは免疫の異常によっておきる全身性の病気です。ひざ関節に病変がおきると、変形性ひざ関節症と同じように関節軟骨がすり減っていきますが、すり減る原因は圧迫や骨の歪みではなく、滑膜の炎症によります。滑膜に炎症がおきるために、軟骨が溶けてしまうのです。ですから慢性関節リウマチの場合は、滑膜を掻爬して、炎症を抑えます。

また炎症によって生じた壊死性物質を関節鏡手術で除去すると、それが原因でおきる痛みを緩和し、本来なら壊死性物質を処理する免疫細胞の負担も減らすことができます。その結果、慢性関節リウマチでも関節鏡手術で改善していくことがしばしばあります。

慢性関節リウマチも変形性ひざ関節症と同じように、女性に多い病気です。慢性病ですからよくなったり悪くなったりしながら長くわずらっているうちに、たいていは変形性ひざ関節症を合併します。リウマチをうまくコントロールできるようになると、最後に変形性ひざ関節症が残ってしまうことがありますから、その意味でも関節鏡手術が有効です。

慢性関節リウマチは、ひざだけでなく足首、手首、指、ひじ、股関節など全身の関節に出ますが、関節鏡手術はどこの関節でもできます。関節鏡手術と従来の治療（投薬、理学療法、運動療法など）を組み合わせれば、慢性関節リウマチも克服できるのです。

◇…薬と関節鏡手術で、杖なしで歩ける！
――S・Uさん（変形性ひざ関節症Ⅴ期／治療時六二歳、女性）の場合

もともと慢性関節リウマチのある患者さんで、変形性ひざ関節症も合併していました。ひざに水がたまって腫れや痛みが強く、拘縮もあって動き自体が悪い。変形性ひざ関節症

の末期の段階でした。

通常リウマチの治療は、薬を使ってコントロールしますが、これだけひざ関節が悪いと人工関節という選択も考えられます。しかしそこまで大きな手術はしたくないというS・Uさんの希望を聞き、薬のコントロールに関節鏡手術を加えることにしました。

関節鏡所見では、両ひざとも滑膜が赤く腫れて関節内部を覆っていました。これが痛みや腫れ、水腫の原因です。この滑膜を可能な限り掻爬、切除したところ、水がたまらなくなり、腫れや痛みが引きました。S・Uさんは三ヵ月の間隔をあけて、両ひざの手術を行いましたが、掻爬した滑膜は徐々に再生されていきます。

初診のときには杖をつきながら来られたS・Uさんですが、いまは杖なしで外来通院されています。

◇…水泳と組み合わせて重度のリウマチを克服
――N・Iさん（慢性関節リウマチ／治療時五一歳、女性）の場合

先にご紹介したお二人は最近の患者さんで、まだ経過観察中です。そこで、私が慢性関節リウマチの患者さんに関節鏡手術を初めて行った症例をご紹介しましょう。これまで三

〇〇例以上の慢性関節リウマチの治療に当たってきましたが、その第一号となった思い出深い患者さんです。この症例によって、リウマチに対する私なりの治療体系を確立することができました。

私がN・Iさんの治療に当たったのは、慢性関節リウマチに関節鏡手術などだれも考えもしなかった二〇年以上昔のことです。N・Iさんは二年間入退院をくり返し、その後は通院に変えてリウマチの治療に専念してきました。その間に行った関節鏡手術はひざ、ひじ、指、足関節、外反母趾など一四カ所に及び、それに抗炎症剤、金剤注射、理学療法などを組み合わせて病状をコントロールしてきました。

そのかいあって、六年後の昭和五八年には血液検査、RA反応テスト、レントゲン写真などの結果が良好で、慢性関節リウマチは数値的には安定していると判断されました。

ところがN・Iさんは体力がなく、しょっちゅう体調を崩しては寝込んでいました。リウマチはおさまっているのに、アクティビティが非常に制限された状態だったのです。

そこで私は体力をつけるために、N・Iさんに水泳をすすめました。ところが泳ぎが大の苦手のN・Iさん。私の言葉に耳を貸そうともしません。しかしあまりにも体調が悪いことに加えて、私の熱心なすすめに根負けしたのか、ようやく重い腰を上げて水泳に挑戦したのです。

それからのN・Iさんの回復ぶりには、目を見張るものがありました。薬がいっさい不要になり、ひざの痛みはおろか、リウマチもすっかり克服できたのです。七〇歳を過ぎたいまも、元気にプールに通われています。

関節鏡手術と薬、運動療法などを組み合わせれば、重度の慢性関節リウマチでも克服できることを私自身もこの症例で体験できました。それからはリウマチやひざに痛みのある患者さんに、積極的に水泳や水中運動をすすめています。

骨壊死の症例

骨壊死《こつえし》は、血行が悪くなって骨細胞に栄養が行かず、骨が腐って死んでしまう病気です。血管が詰まったり血行が悪くなると、狭心症や脳梗塞をおこす確率が高くなるように、骨壊死をおこす確率も高くなります。

骨壊死が進行すると、壊死した部分がはがれて遊離体になります。それが関節のどこかに引っかかるとロッキング現象（骨と骨との間に物が挟まったような感じがして動かしにくくなる）をおこしたり、痛みの原因になったり、滑膜を傷つけて炎症をおこしたりします。したがって症状的には、変形性ひざ関節症とよく似ています。

その違いは、整形外科医といえどもなかなか判別できません。ですからたいていは骨壊死でも変形性ひざ関節症と診断されます。実際に変形性ひざ関節症でも、重度になると骨壊死を併発するケースがかなりあります。

進行した骨壊死には、一般に人工関節置換術か骨切り術が適応されます。しかし、年齢や病状によって関節鏡手術のほうがいい場合もあります。

◇…保存療法に見切りをつけて、骨壊死の痛みから解放された
——S・Kさん（左大腿骨骨壊死／治療時七三歳、女性）の場合

S・Kさんは、去年の一一月初旬に急に左ひざが痛み出し、他院で痛み止めの薬やヒアルロン酸注射、電気療法などの治療を受けていました。しかしいっこうによくならず、今年の四月に当クリニックに来院。レントゲンで見ると、左大腿骨の一部が骨壊死していることがわかりました。

骨壊死は、あるときを境に急に痛みがはっきりしてきます。しかし初期のうちはレント

ゲン検査をしても異常所見が出てこないので、保存療法を行うことはよくあることです。初期の骨壊死は、変形性ひざ関節症と症状がよく似ているからです。

しかし、変形性ひざ関節症が高齢者に圧倒的に多いのに対し、骨壊死症は四〇代、五〇代でもおこります。S・Kさんは年齢的にも、変形性ひざ関節症が疑われたのでしょう。

しかし、もし保存療法を一定期間（三ヵ月以上）続けても効果がないときは、その治療を見直す必要があります。漫然と治療を続けていると、骨壊死が進行し、人工関節置換術しかなくなってしまいます。

骨壊死になっても、関節鏡手術で遊離体を取り除き、関節内の環境をよくすると、軟骨が再生してくる可能性があります。S・Kさんは最近の症例なのでそこまで確認されていませんが、次に紹介するY・Sさんで、それが証明されています。

◇…関節鏡手術後、関節軟骨が再生した！
――Y・Sさん（左大腿骨骨壊死／治療時六六歳、女性）の場合

骨壊死の治療は、人工関節置換術が一般的です。以前は、七〇歳を過ぎるまで人工関節置換術を行わないのがふつうでしたが、最近は人工関節置換術が盛んなアメリカの影響も

あるのか、五〇代、六〇代でも手術を行い、悪くなったら再手術を行う傾向が強くなっています。

Y・Sさんは五年前、六六歳のときに骨壊死がわかりましたが、人工関節置換術は選択せず、関節鏡手術を受けられました。その後痛みが取れ、正座もできるようになり、年に二〜三回、関節のチェックに来られています。

手術後五年間観察してきましたが、MRIで見ると関節の欠けた部分を覆うような形で軟骨組織が形成されています。遊離体を取り除いて、関節腔内にすき間ができると、関節液から栄養が供給されて軟骨が再生するのです。

ちなみに、骨壊死はそんなに多い病気ではありませんが、原因はほとんどわかっていません。しかしステロイド剤の大量投与など、薬剤によっておきることがあります。

バケツ柄断裂の症例

半月板の障害に、バケツ柄断裂という特徴的な断裂があります。半月板は、上から見ると半月状になっています。その外周に沿うように、半月板の中が切れてしまうのがバケツ柄断裂で、切れた部分がずれて痛みをおこします。

若くて半月板の状態がよければ、半月板を縫い合わせてもとの形に戻す縫合手術を行います。しかし高齢で半月板がもろくなっていると、縫合手術をしてもなかなかうまく戻りません。その場合は、半月板を切除します。

半月板を切除すると、クッションがなくなるわけですから、そのあと痛みが出たり変形性関節症が進むことがあります。しかし、半月板切除手術の治癒成績を見ると、術後一〇～一五年は痛みがないので、高齢の患者さんの場合は切除術を選ぶことが多くなります。

◇…術後一週間でパーティーに出席できるほど元気になった
――K・Yさん（左外側半月板バケツ柄断裂／治療時七八歳、女性）の場合

K・Yさんは、去年の八月に左ひざに痛みが出て、ひざが九〇度しか曲がらなくなってしまいました。他院でヒアルロン酸注射をしたり、水を抜いたりしたそうですが、よくならず、手術をすすめられたそうです。しかし手術は受けず、当院を受診されました。

MRIを撮るとバケツ柄断裂の疑いが強く、関節鏡で半月板を切除する手術をすすめました。しかしK・Yさんの半月板はかなりボロボロになっており、ここまでボロボロだと、

縫い合わせてもうまくいきません。また半月板を残しておくと、さらに壊れて痛みの原因になったり、関節症を進行させてしまいます。

K・Yさんは、私の説明を聞いていったん帰り、しばらくして関節鏡手術を受けたいという連絡をいただきました。今年の五月に手術を受け、五日後に退院されました。その二日後に、かねてから予定されていたパーティーに出席されたそうです。

第5章
自分でできる予防とリハビリ
二度とひざの痛みに苦しめられないために

安静よりも運動と食事が大事

「ひざが痛いから、あまり出歩かないようにしています」

こうおっしゃる患者さんがよくいらっしゃいます。痛いから歩きたくないという気持ちはよくわかりますが、歩かないでいるとよけい足の拘縮が進み、歩けなくなってしまいます。

ひざが悪い人は、ふだんから足をあまり使っていません。ひざが痛いから歩かない、歩かないから筋力が落ちる。ひざの動きも悪くなる。するとよけい足が動かない、歩くと痛い。こういうことをくり返しているうちに、どんどん筋力が落ちて歩けなくなっていきます。歩かないでひざをいたわっても、ひざが治るわけではないのです。

いうまでもないことですが、ひざの関節を動かしているのは筋肉です。太ももの前側にあって伸ばすときに使う大腿四頭筋、太ももの後ろ側にあって曲げるときに使う屈筋、さらに脛骨を支えているふくらはぎの筋肉……これらの筋肉が骨や靭帯や腱と協力しあってひざを支えたり動かしたりしているのです。ですから筋力が落ちるとひざをしっかり支えられなくなり、ひざがゆるんで、関節にいろいろな障害が出るようになります。

また、ひざが痛いから、ひざへの負担を軽くするためにダイエットをする人がいます。肥満はひざを痛める大きな要因ですから、肥満の解消は大いに結構なことですが、ダイエットのやり方を間違えるとよけいひざを痛めることになります。たとえば極端に食事制限をしてやせるという方法には賛成できません。これだと体重と一緒に筋肉まで落ちて、逆にひざを支えられなくなってしまいます。

ひざの悪い人は、適度に体を動かし、適度に栄養をとって、筋力と体力をつけることが大事です。安静より、運動と食事なのです。

ただ、痛みの激しいときの運動は禁物です。ひざの痛みの原因は関節の中の遊離体であることが多く、運動するとそれが関節にはさまったりぶつかったりして、よけい痛みがひどくなることがあるからです。本来ならその遊離体を取り除いてから運動するのが望ましいのです。しかし痛みがまだ軽いうちなら、運動をして筋力をつけることで変形性ひざ関節症が治るケースもあります。

また食事といっても、栄養のあるものをたくさん食べることではありません。むしろ食べ過ぎず、必要な栄養をバランスよくとることが大事です。そういう意味で、運動と食事が大事なのです。

運動は全身の健康にもひざの健康にもよい

運動にはさまざまな効能があります。それはひざの状態をよくするだけでなく、全身状態をよくします。たとえば運動をすれば血行がよくなり、全身に酸素や栄養が運ばれて細胞が活性化します。またそのために心臓や肺が力強く働き、心肺機能が強化されます。血行がよくなれば、血液もきれいになるでしょう。

運動をすればおなかもすいて、消化器が活発に動くようになります。排便や排尿もスムーズになり、汗をかいて老廃物が排泄されます。つまり一連の内臓が活発に働くようになり、全身が活性化されるのです。もちろん骨や筋肉も強化されるので、ひざの状態もよくなっていきます。

運動の効能はたくさんあります。そのおもなものをあげてみました。

▼血流を改善する…筋肉は第二の心臓と呼ばれるように、心臓と同じ働きをしています。

ですから運動をして筋肉を使うと血行がよくなり、心臓の負担を減らすことができます。

　血液は心臓から送り出されて全身の細胞に酸素と栄養を供給し、静脈に入って二酸化炭素や老廃物を受け取って心臓に戻ります。この静脈血を心臓に戻すのが筋肉です。運動によって筋肉を収縮したり拡張することで、ちょうどミルクを絞り出すように末端の血液を心臓に送り返しているのです。それによって静脈血の環流がよくなり、ひいては全身の血流もよくなります。

▼筋力がつき、骨が丈夫になる…全身の血行がよくなれば、筋肉や骨の細胞にも酸素や栄養が十分供給されるようになって、筋肉や骨が丈夫になっていきます。運動選手の腕や脚が太くてたくましいのは、筋肉を使って鍛えているためです。反対に使わなければ、骨も筋肉もやせ細ってしまいます。

▼痛みと拘縮をやわらげる…血行がよくなって新しい血液が下肢やひざに流れるようになると、老廃物の排出もスムーズになります。その中には、痛みや疲労のもとになる物質も入っています。それらがすみやかに排出されれば、ひざの痛みもおさまってきます。また、運動によって筋力がついてくると、筋肉に弾力が戻り、足を動かしやすくなってきます。このように運動することで痛みや拘縮が取れ、ひざの可動域が広がってくるのです。

▼心肺機能や血管が強化される…運動をすると、体にはたくさんの酸素や栄養が必要になります。そこで血液を送るために息をたくさん吸い込んだり、末梢の毛細血管までよく使われるようになります。その結果、心肺機能が強化され、血管も弾力を取り戻してきます。

▼肥満が解消する…運動、とくに有酸素運動をすると体脂肪が燃焼し、肥満解消に役立ちます。肥満が解消されれば、ひざへの負担が軽くなり、痛みも軽減していきます。

▼血糖値や中性脂肪、血圧が低下する…有酸素運動を行うと血液中の糖や脂肪が消費され、血糖値やコレステロール、中性脂肪などが下がっていきます。また血管に弾力が戻るので、血圧も改善します。

このように運動は、ひざだけでなく全身の健康に役立つのです。とくに肥満や生活習慣病のある人は、適度な運動を生活に取り入れて長く続けると、自然に生活習慣病が改善し、健康体を取り戻していきます。それがひざの健康にも役立つことは、いうまでもありません。

再発防止に欠かせないリハビリ

私たちは関節鏡手術の入院中に、患者さんにリハビリの指導を行っています。患者さんのなかには手術後こわがって歩こうとしない人や、大事をとっていつまでも体を動かさない人がいます。しかしこの治療で大事なことは、安静ではありません。衰えた筋力を少しでも回復させ、可動域を広げることです。そのために手術後のリハビリは欠かせないのです。

手術後に体を動かさないと、関節や筋肉が硬くなってよけい動かしにくくなります。硬くなってからではリハビリに時間がかかり、回復が遅くなります。ですから手術した傷の出血がおさまったら、なるべく早くリハビリに取りかかってください。せっかく手術で痛みが取れても、自分で動かそうとしなければひざはよくなりません。

一般に手術前にひざの可動域が広い人は手術後も可動域が広く、曲げたり伸ばしたりがよくできます。こういう人は手術後の回復も早く、順調にもとの生活に戻れます。

反対に手術前から拘縮が強く、動きの悪い人は、手術をしても可動域があまり広がりません。だからリハビリが必要で、それが手術の効果を高めることになります。拘縮の強い人は、あとで書くようにお風呂の中で可動域を広げるリハビリをするとひざを動かしやすくなり、効果が早く出ます。

手術後のリハビリは、ひざの回復を早めるとともに、再発の予防にもなります。手術のあとは、痛みの原因を取り除いてありますから、再発することはあまりありませんが、絶対にないというわけではありません。使っていくうちに再び軟骨や骨が摩耗したり、半月板が損傷を受けることがあります。健康なひざでも加齢とともにそういうことがおこりますから、一度ひざを痛めている人はそのリスクが健康な人より大きいと考えたほうが自然でしょう。しかしそういうひざでも、リハビリをして筋力をつけたり可動域を広げることで、再発しにくくなるのです。

手術後はしばらく安静にしていなければなりませんが、二〜三日すれば出血が止まって傷口が安定してきます。そうしたら、少しずつリハビリをしていきます。あまり早く動くと傷口を刺激して出血しますから、気をつけてください。帰宅後も引き続きリハビリを行っていただきます。

リハビリで大切なことは、全身の筋肉や関節を動かすことです。ひざのリハビリだからといって、ひざを集中的にトレーニングする必要はありません。体の筋肉、血管、骨は全部つながっていますから、どこか一箇所動かしていれば全身に血液が流れていき、筋肉や骨も鍛えられていきます。

◎寝ながらできるリハビリ〈→図解I〉

ベッドに横になったままできるリハビリです。手術が終わった当日は安静にしていなければなりませんが、寝ているだけでは血流が悪くなり、関節も硬くなってしまいます。そこで、寝ながら手首や足首などの関節を動かすリハビリを行います。

手や足の関節を動かすことで、関節を柔軟に保ち、軟骨に栄養分を供給している関節液の分泌をよくします。また体の一部でも、動かしていると血流が滞ることがありません。

①手の指…手をゆっくり握ったり開いたりします。スポンジややわらかいボールを握るのもいいでしょう。

②手首…手首を前後、左右にふったり、グルグル回します。

③足首…足首を直角に曲げたり、足先をまっすぐ伸ばします。

④ひじ…ひじを直角に曲げたり、伸ばしたりします。

〈図解Ⅰ〉

《寝ながらできるリハビリ》

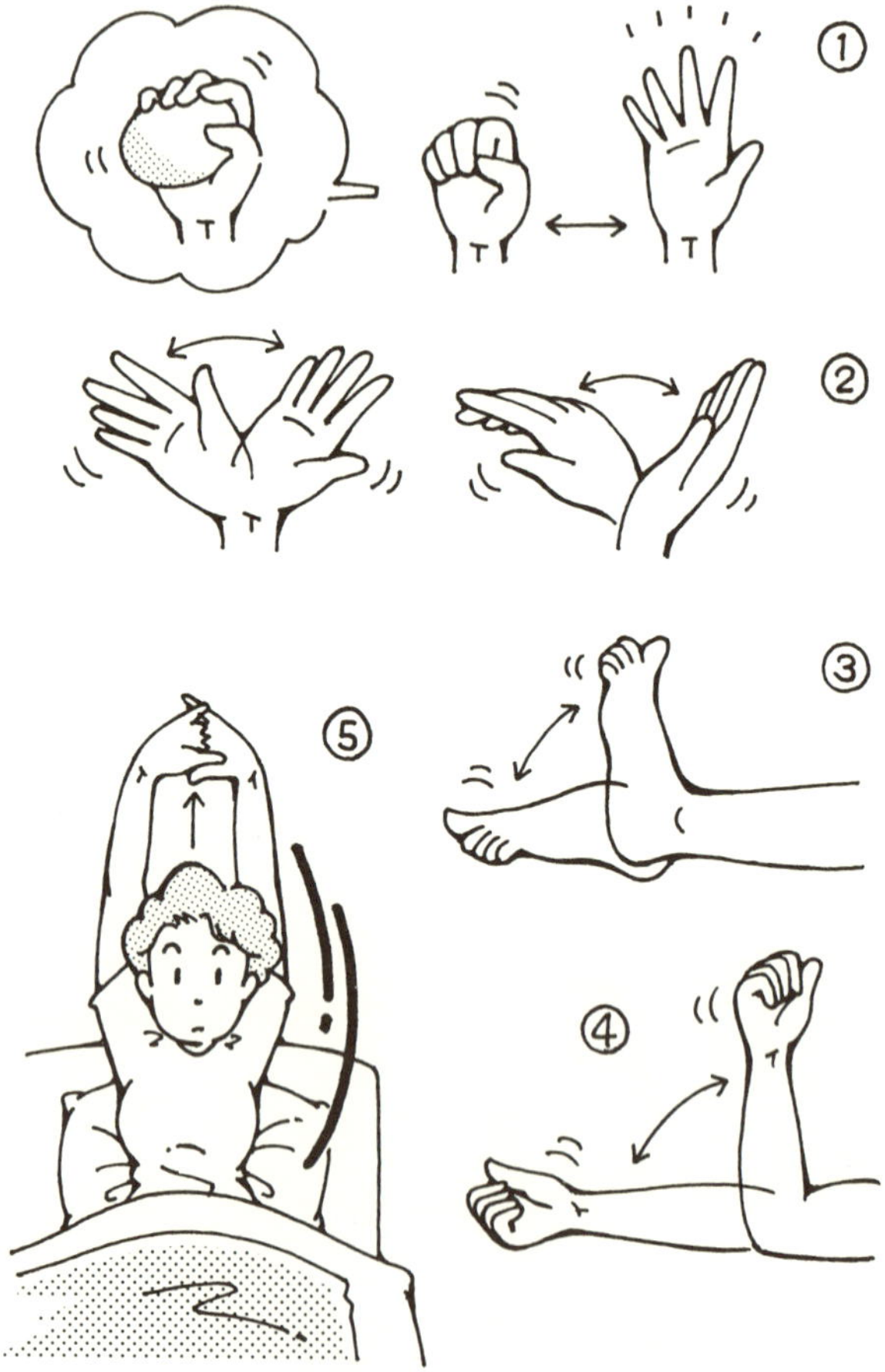

⑤肩…ベッドに上半身を起こし、両手を組んで頭上に高く上げ、肩を引き上げたあと下ろします。

こうした運動を、一日に何回といわず、こまめに行ってください。またベッドに横になっているときは、足首を心臓より一〇〜一五センチ高くすると血液が戻りやすく、むくみが取れます。この状態で足首の運動をすると、さらに効果があるでしょう。

◎いすに腰掛けながら行うリハビリ〈↓図解Ⅱ〉

ベッドから起きられるようになったら、いすに腰掛けてリハビリを行います。いすに腰掛けることでひざに負担がかからず、全身の筋肉や関節を鍛えることができます。

①いすに腰掛けて、足の指を動かします。グー（指を縮める）、パー（指を開く）を交互にするといいでしょう。
②両脚を軽く開き、両腕を伸ばして上体を前に倒します（前屈）。
③両手を頭上で組み、上にできるだけ伸ばします。
④そのままの姿勢で体を左右に倒します。
⑤両手を組んで前に伸ばし、顔を正面に向けたまま、腕を左右に回します。

〈図解Ⅱ〉

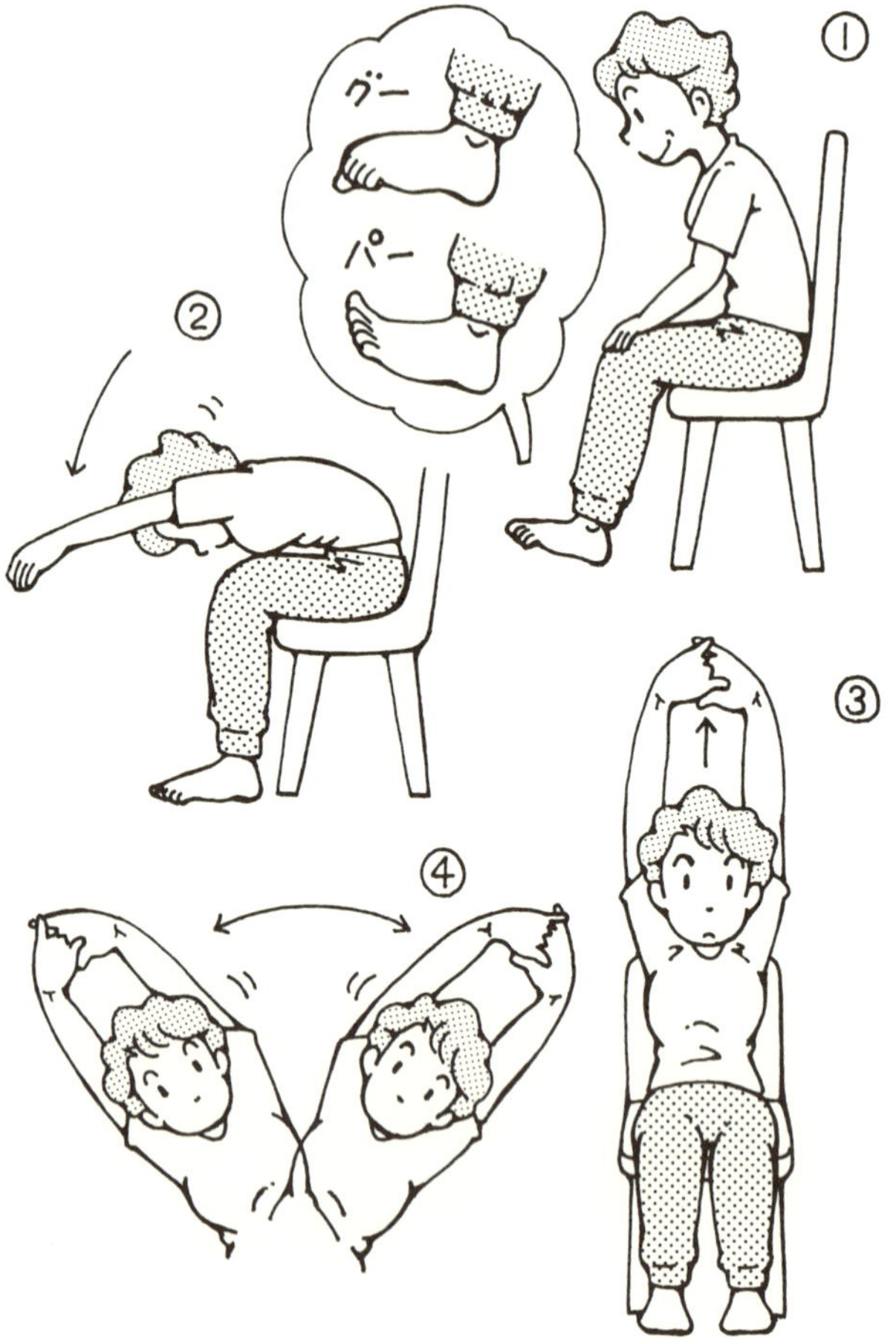

《いすに腰掛けながら行うリハビリ》

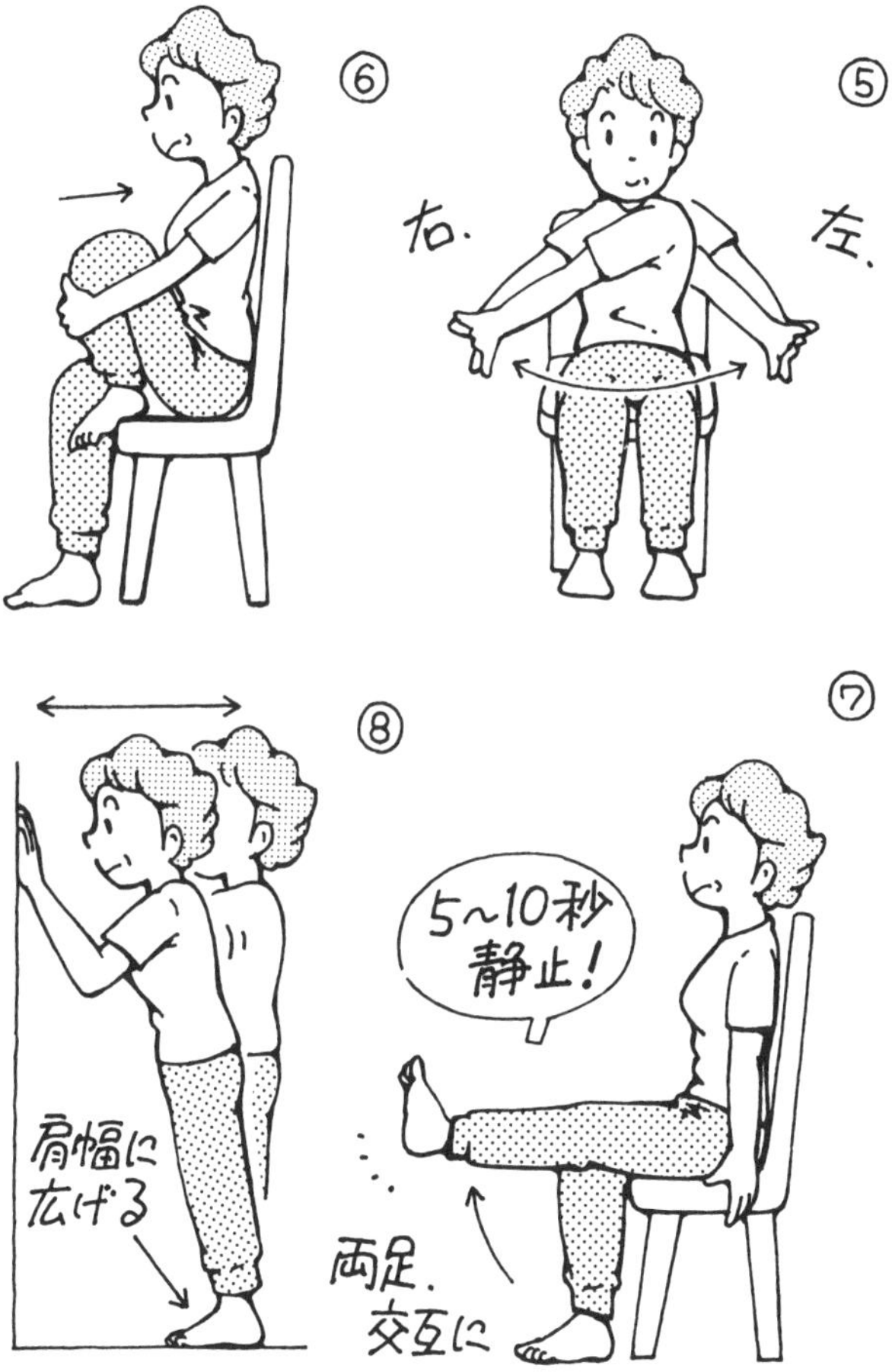

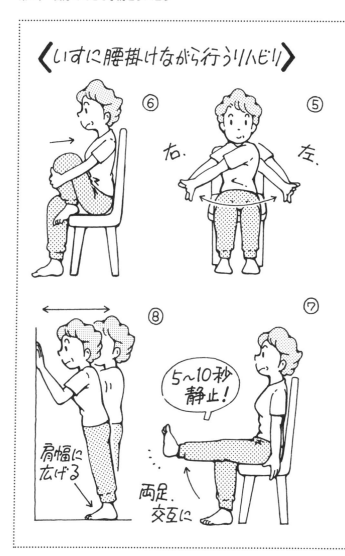

⑥片方のひざを曲げていすの上に乗せ、両手でおなかに引き寄せ、曲げられるところまで曲げます。両足交互に行います。

⑦足を水平まで上げてひざをまっすぐに伸ばし、足首を直角に曲げます。そのまま五～一〇秒静止し、ゆっくり床に下ろします。両足交互に行います。

⑧いすから立ち上がり、壁を利用して腕立て伏せを行います。壁から少し離れて、足を肩幅に広げて立ち、そのままの姿勢で壁に向かって腕立て伏せを行います。一つの動作に対して、三～五回くり返します。この一連の運動を、最初のうちは少なくとも朝昼晩一日三回は行ってください。慣れてきたら回数を増やしていきます。なるべく回数を多くしたほうが効果がありますから、一時間ごとに一回のペースを目標に、何度も行ってください。思いついたら、とにかく体を動かすことが大事です。この体操は、床にすわりながら行ってもかまいません。

◎お風呂の中で行うリハビリ〈→図解Ⅲ〉

可動域の悪い人は、まずお風呂の中でリハビリを行うとひざが動かしやすくなります。お風呂で温めると筋肉がゆるむうえに、浮力がかかってひざに負担がかからないからです。

〈図解Ⅲ〉

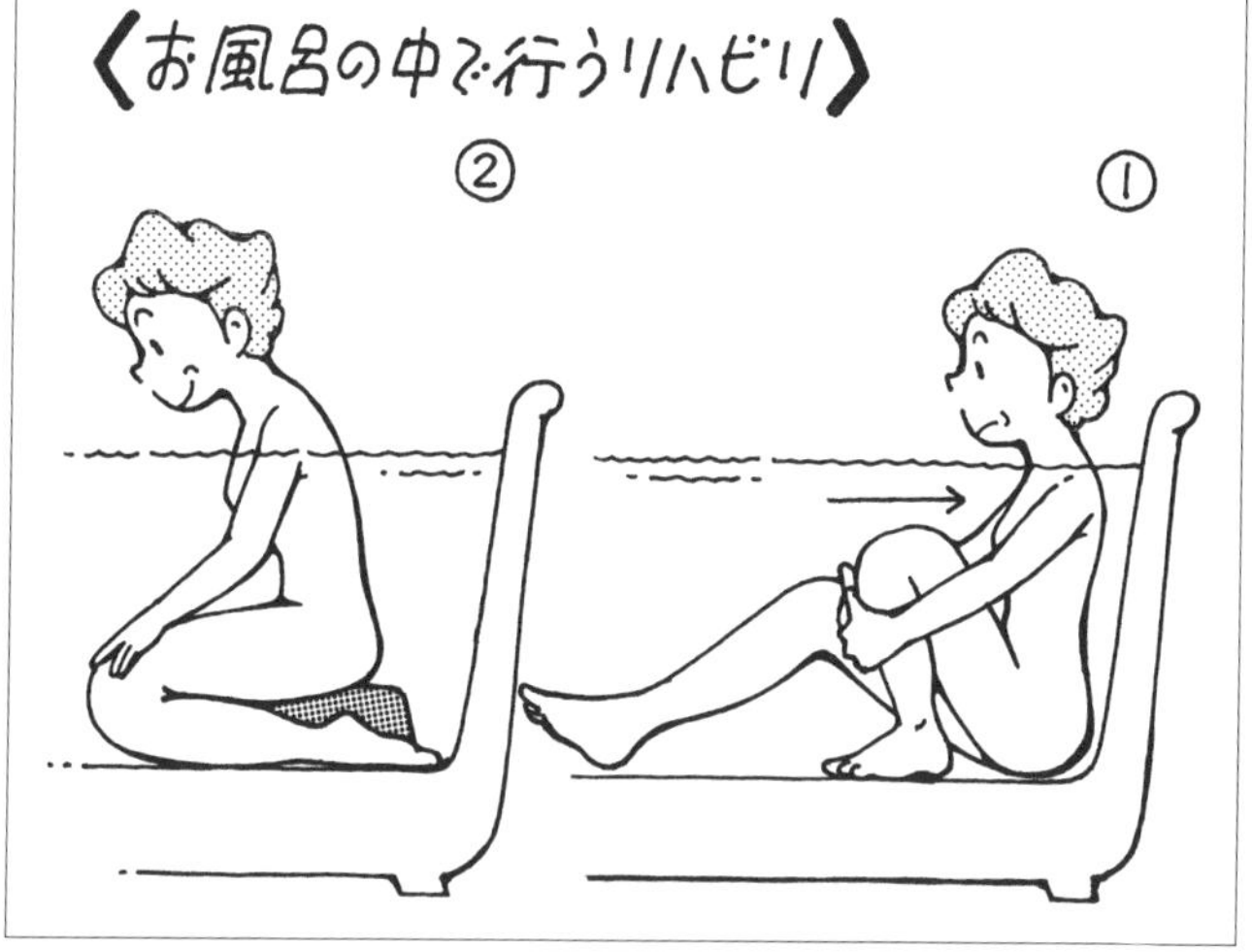

お風呂の中でできるようになったら、お風呂の外でします。

このリハビリは手術の傷口がしっかり閉じてから、行ってください。お風呂に入れるようになるまでには、二週間かかります。

①片ひざ立て…いすに腰掛けて行うリハビリの⑥と同じです。⑥ができない人は、まずお風呂の中で練習してみましょう。お風呂の中にすわり、片ひざを立てて、両手でおなかのほうに引き寄せます。両ひざ交互に行います。

②正座…可動域を広げる、非常によい運動です。正座ができない人は、小さいいすを用意して少しずつ正座ができるようにしていきます。お風呂の中に小さないいす（一五〜

二〇センチの高さの台でもよい）を入れ、その上にお尻を乗せて正座をします。最初は一〇秒くらいから始め、だんだん正座する時間を長くしていきます。これで慣れたら、少しずつ台を低くしていき、最後にはいすなしで正座できるようにします。

ひざを鍛えるトレーニング

ひざの動きがよくなってきたら、もう少しひざに負荷のかかるトレーニングをしてみましょう。ひざを支えている大腿四頭筋や屈筋を鍛えたり、ひざの変形を矯正するトレーニングです。

◎ひざの筋力トレーニング〈→図解Ⅳ〉

ひざの悪い人がひざを強化する基本的なトレーニングです。いすに腰掛けて行うリハビリの⑦と基本的には同じ効果があります。慣れてきたら、足首におもりをつけてさらに筋力をつけるといいでしょう。

①床にひざを伸ばしてすわり、両手を腰の後ろに置いて上体を支えます。

〈図解Ⅳ〉

〈ひざの筋力トレーニング〉

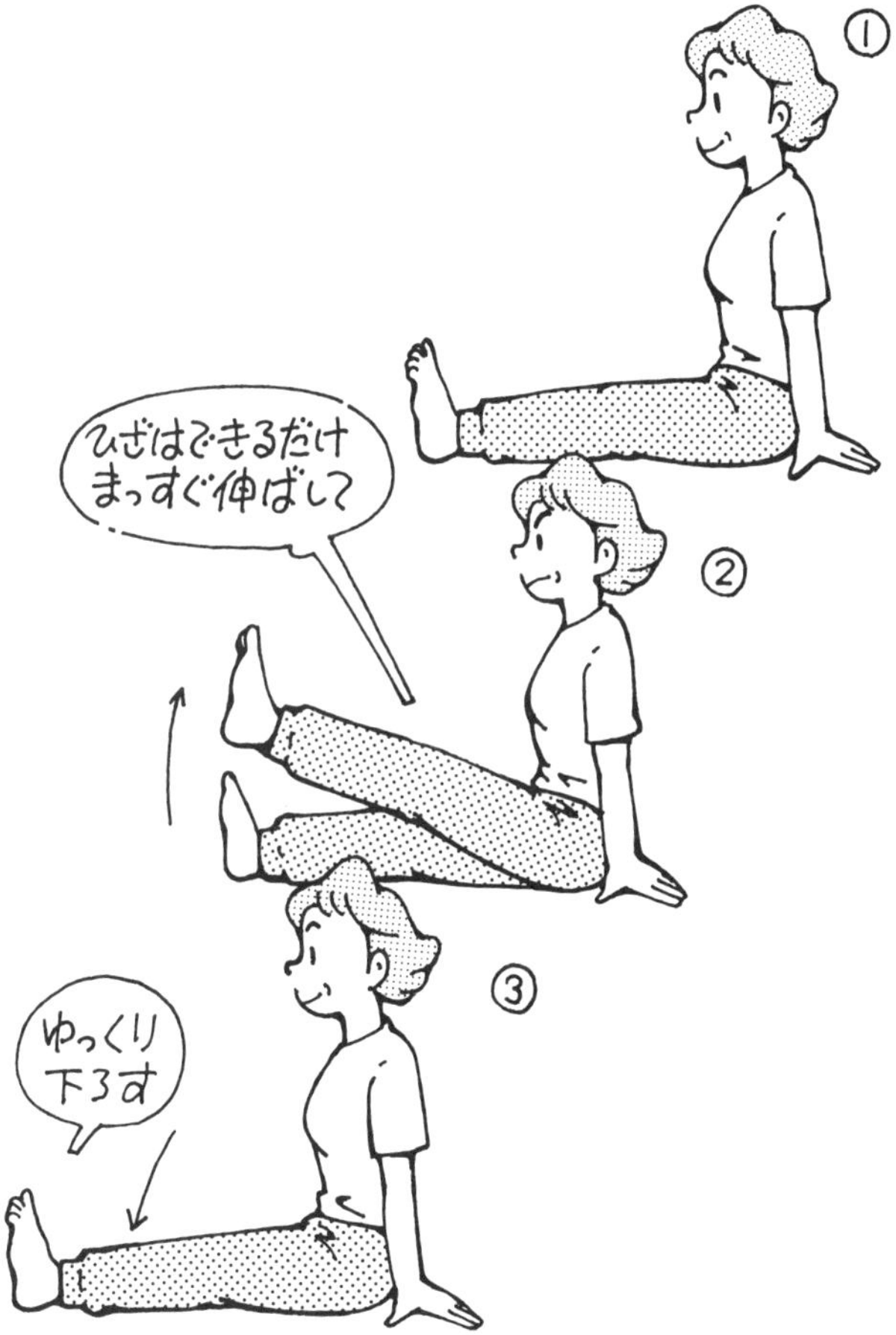
①
ひざはできるだけ
まっすぐ伸ばして
②
③
ゆっくり
下ろす

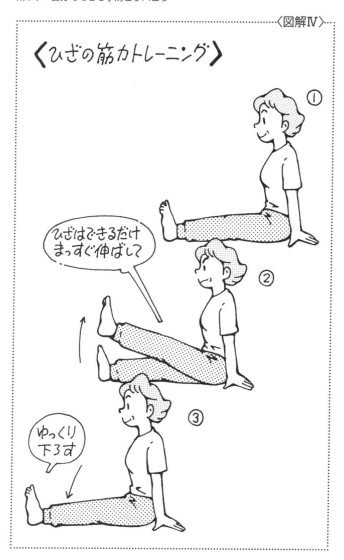

②片脚をゆっくり上げ、ひざをできるだけまっすぐ伸ばして、二〜三秒静止します。上げられる範囲で高く上げてください。この運動では、高く上げるよりもひざをまっすぐに伸ばすことが大事です。

③そのままゆっくり下ろします。これを左右交互に五〇回行います。慣れてきて、これが軽々とできるようになったら、足首におもりをつけてやってみましょう。おもりの重さは、その人の筋力の一〇分の一が目安です。標準筋力は体重の二〇パーセントですから、体重が五〇キロの人は標準筋力が一〇キロで、一キロのおもりということになります。ひざの悪い人はそんなに筋力がありませんから、最初は三〇〇グラムでも五〇〇グラムでもかまいません。無理のない範囲でおもりをつけてください。おもりはスポーツ用品店やリハビリ用品店で専用のものを売っていますが、砂やお米や塩などを木綿袋に詰めたものを作って使ってもいいでしょう。お米なら、一合約一六〇グラムです。両足を交互に一〇回くらいずつから始め、徐々に回数を増やしていきます。片足四〇〜五〇回を目標にがんばってください。

◎O脚矯正トレーニング〈→図解V〉

O脚の人は、両ひざが広がる傾向があります。ですから、太ももの内側の筋肉を鍛えて内側に締める力を強化するのがこのトレーニングです。

①両ひざの間に弾力のあるボールをはさみます。ボールが落ちないように、脚の内側にグッと力を入れてください。

②その姿勢のまま、歩きます。最初は五分くらいから始め、歩く時間を少しずつ長くしていきます。歩けない人は立ってはさむだけでもいいでしょう。ボールはストレッチング用のボールが望ましいですが、サッカーやバレーのボール、ビーチボールなどで代用できます。なければクッションや枕でもかまいません。

◎太ももの筋肉を鍛えるスクワット〈→図解V〉

大腿四頭筋が衰えると、ひざ関節を支えられなくなったり、歩く力が弱くなってきます。そこで、大腿四頭筋を鍛えるスクワットを行います。

①足先をハの字に開き、両足を肩幅の広さに広げて立ちます。転ばないように、テーブル（またはいすや壁）などにつかまって体を支えてください。

〈図解V〉

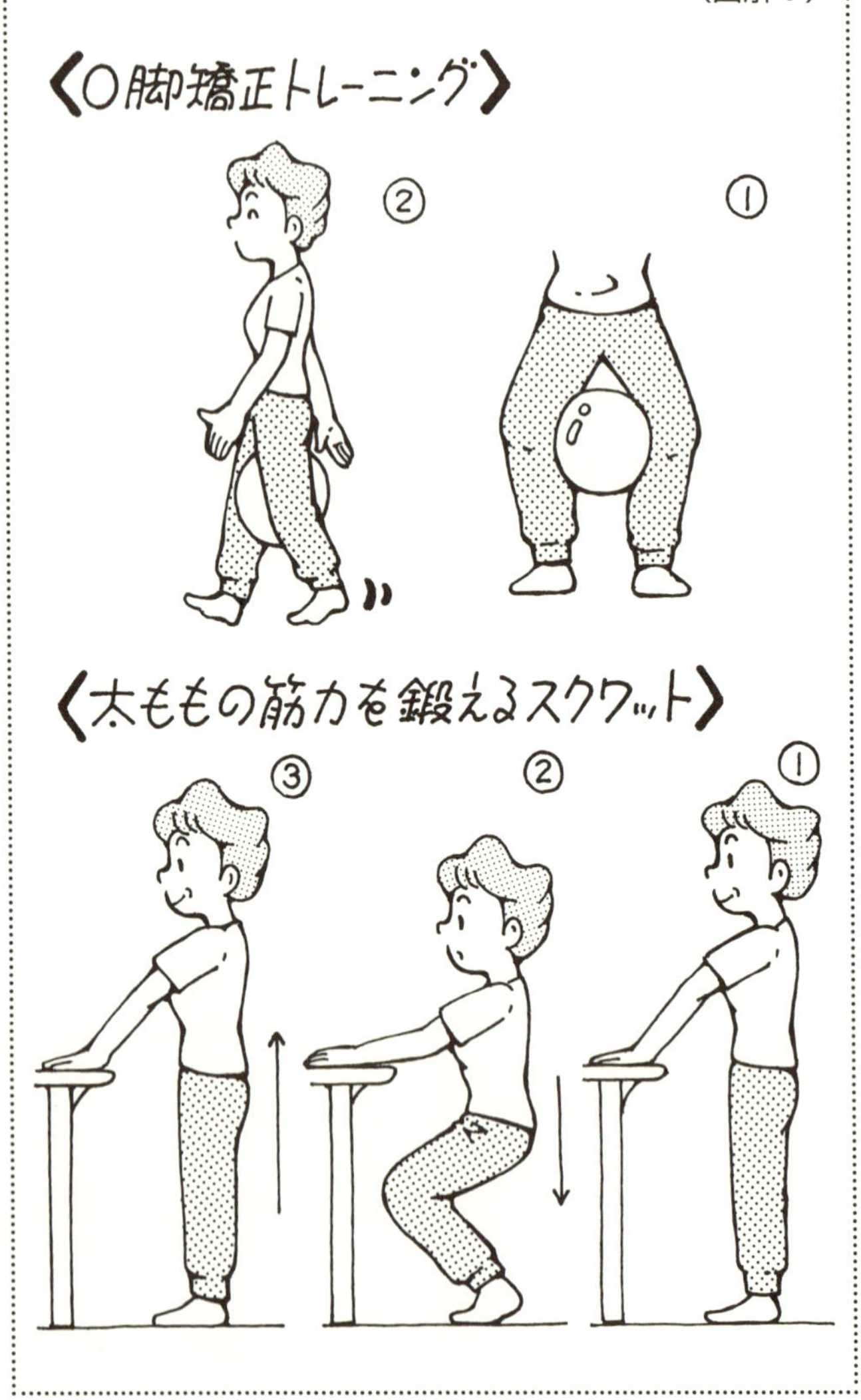
《O脚矯正トレーニング》
②
①
《太ももの筋力を鍛えるスクワット》
③
②
①

②そのままひざを曲げ、腰を下にまっすぐ下ろします。

③できるところまでひざを曲げたら、ゆっくり立ち上がります。これを一〇回くり返します。最初はそんなに深く曲げられないはずですから、できる範囲で徐々に深く曲げていってください。目標は九〇度（直角）まで曲げることです。また、転倒を防止するために、必ずテーブルや壁につかまりながら行ってください。

ひざを健康にする運動

こうしたリハビリでひざを動かせるようになったら、日常生活に運動を取り入れて足や体を鍛えましょう。ひざの弱い人でも無理なくできる運動として私が患者さんにおすすめしているのは、歩いたり泳いだりする有酸素運動です。

有酸素運動とは、ゆっくり呼吸しながら行う運動で、エアロビック運動ともいいます。あまり強度の強くない運動を長く続けることによって酸素を体内に取り入れ、体脂肪を燃やしていきます。ひざの悪い人は肥満していることが多いので、肥満の解消にもなります。

また深い呼吸をしながらする運動ですから、心肺機能が高まり、血液循環がよくなります。血中脂質や血糖値も改善されるので、糖尿病や高脂血症、高血圧症などの改善、予防にもなります。有酸素運動のよいところは、運動自体が激しくないので、高齢者や体力のない人でも無理なく続けられることです。

その中でも、ひざの悪い方にぜひやっていただきたいのが水中運動です。水中運動はひざに負担をかけずに筋力を強くできるので、Ⅳ期以降の、進行した変形性ひざ関節症の人でもできます。また、ひざに負担をかけない自転車こぎもいいでしょう。

ひざの痛みの軽い人は、ウォーキングもおすすめしています。初期の変形性ひざ関節症なら、こうした運動だけで改善したり、痛みが消失していきます。

関節鏡手術を受けた患者さんは、術後一ヵ月くらいしたころからこうした運動を始めてください。ひざの回復を助けるだけでなく、再発防止に役立ちます。

◎水中運動〈→図解Ⅵ〉

ひざに痛みのある人には、水中運動がいちばん安全で効果があります。水中運動といっても、泳ぐ必要はありません。水の中で歩くだけでもいいのです。陸上運動では得られないメリットがたくさんあります。

まず、浮力があるため体が軽くなり、腰や下肢に負担がかかりません。しかし水の抵抗がありますから、動けばそれだけ筋肉が鍛えられます。つまり少ない負担で大きな効果を上げることができるのです。

また水圧も有効に作用します。水圧によって肋骨の動きが制限され、胸式呼吸がしにくくなります。そのかわり腹式呼吸をするようになり、心肺機能が高くなるのです。心肺機能が強化されれば、心臓に入る血液の量が増して、血流がよくなります。水中で心臓が一回収縮したときに送り出す血液の量は、陸上の一・五倍にもなります。

水圧は末端にいくほど強くなります。当然足先ほど強い水圧がかかることになります。この水圧が末端にたまった水分や血液を戻してくれるので、末端血流がよくなり、むくみが取れていきます。こうして血流がよくなれば、老廃物が速やかに排出され、疲れや痛みが解消します。

このように水中運動は、陸上運動よりもはるかにすぐれた効果があります。私も患者さんにすすめていますが、同じ日に手術を受けた患者さんでも水中運動を実行しているグループは、していないグループに比べて格段に回復が早い傾向があります。痛みが早く取れて、歩き方もしっかりしてきます。

〈図解Ⅵ〉

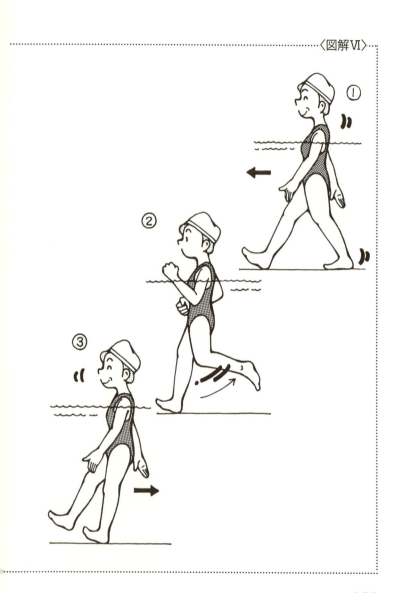

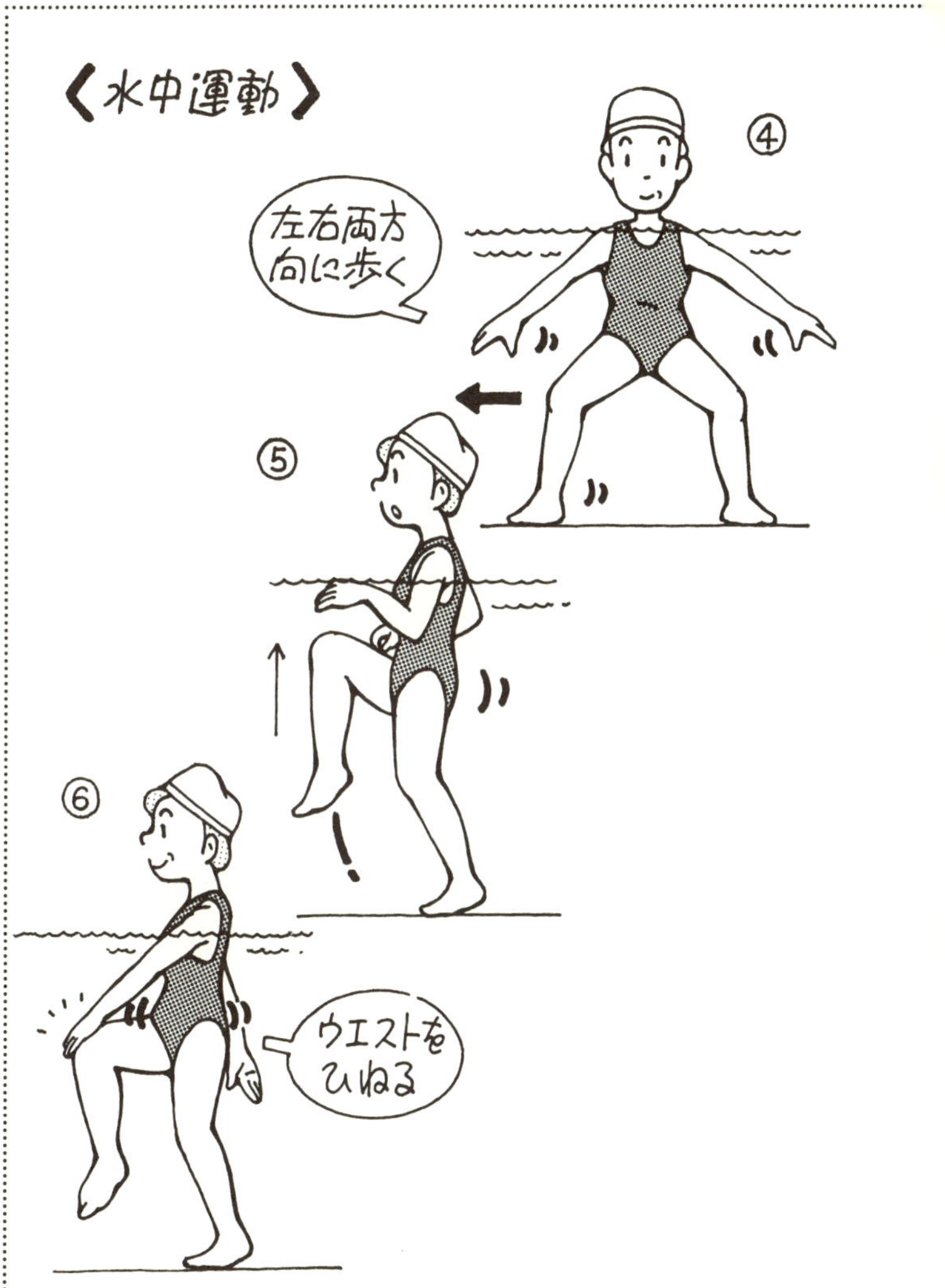
《水中運動》
④
左右両方
向に歩く
⑤
⑥
ウエストを
ひねる

水中運動は、術後三～四週間過ぎて傷がかさぶたになったら、始めてください。

〈水中運動のやり方〉

①前歩き…かかとから着地し、足裏全体をプールの底につけ、できるだけ大またで歩きます。水の抵抗があって進みにくいので、両腕で水をかきながら歩くといいでしょう。慣れるまではプールサイドにつかまりながら歩いてください。

②キック…足を後方に蹴りながら歩きます。

③後ろ歩き…後ろ歩きをすると、ふだん使っていない筋肉を鍛えることができます。つま先を上げ、かかとで床を押しながら足を後方に移動させます。体を少し後ろに傾けると、歩きやすくなります。

④横歩き…横向きに大きく股関節を開いて歩きます。足と一緒に手を開いたり閉じたりすると歩きやすくなります。左右両方向に行いましょう。

⑤もも上げ歩き…太ももをできるだけ高く上げながら歩きます。両手で水をかきながらバランスを取るといいでしょう。

⑥ツィストウォーク…ウエストをひねりながら歩く運動です。足を上げたら、反対側の手

でそのひざをさわります。反対側の足でもそれを行いながら、歩きます。どの運動も、二五メートルを目標に行います。

◎自転車こぎ（サイクリング）

ひざに負担をかけない運動として、自転車こぎもおすすめします。自転車こぎはひざに体重の負担がかからないので、ひざに痛みがあってもできますし、手術後のリハビリにもピッタリです。足を使うので筋肉の鍛錬になるだけでなく、全身の血行もよくなります。

自転車こぎといっても、自転車に乗って外に出かける必要はありません。自転車を家の中や庭に置いて、自転車をこぐだけでいいのです。早くこぐ必要はありません。痛みやひざの状態に応じて、ゆっくりこいでください。専用のトレーニング用自転車（エアロバイクなど）も市販されています。

痛みが軽く、体力があって元気な方は、自転車に乗ってどこかにでかけるのもいいでしょう。風を切ってさっそうと自転車に乗るのは、気持ちがいいものです。バスや電車のかわりに自転車を利用すれば、交通費の節約にもなります。

ただし、交通事故にはくれぐれも気をつけてください。交通量の多いところは避け、スピードを出しすぎないように注意します。

◎ウォーキング

よく歩く人は、ボケません。歩くと血流がよくなって、脳にたくさん酸素が送られるからです。また歩くことが自律神経などの神経系を刺激して、脳神経を活性化させます。足を使うことで脳まで活性化するのですから、つまり全身の活性化に役立つことがわかります。

足には筋肉が集中しています。筋肉は第二の心臓といわれ、血液を心臓に戻す働きがあります。足の先端まで行った動脈血は、筋肉の動きによって心臓に戻りますが、筋力がなければこれを戻すことができません。そのため全身の血流が悪くなってしまうのです。

歩くと、冷たかった足の先までポカポカしてきます。これは末梢血流がよくなって、血液が生き生きと流れ出したからです。またエンドルフィンなどの脳内物質が分泌されて気分が爽快になり、ストレスの解消にもなります。

朝の空気がきれいなうちに、太陽の光を浴びながら歩くのがいいでしょう。目標は一日六〇〇〇～八〇〇〇歩、時間にすると三〇分～一時間歩くことになりますが、無理をすることはありません。ご自分の体調を見ながら、歩く速度や距離を調整してください。とくにひざに痛みのある人は、無理は禁物です。一日一〇～一五分、歩数にすると三〇〇〇歩程度でもいいでしょう。それくらいから始めて、痛みがなくなってきたら歩く歩数を増やしていきます。

また、エネルギー消費から考えると速歩のほうがいいのですが、高齢者は速く歩くと不安定になって転倒しやすくなります。自分のペースで、ゆっくり歩いてください。

ウォーキングをするときは、歩きやすい服装で、足にあった靴を履いてください。クッションのある靴を選ぶと、着地のときの衝撃をやわらげることができます。また両手は自由に使えるようにあけておき、転倒しないように気をつけます。

ウォーキングはいつでもどこでも、だれにでもできる運動です。まずは散歩の習慣をつけて、歩く楽しみを覚えるといいでしょう。

リハビリや日常で注意すること

運動をまったくしないのも困りますが、やり過ぎも問題です。患者さんのなかには、運動がいいと指導すると一生懸命やりすぎて、逆にひざを痛めてしまう人がいます。何ごともバランスが大事。自分のペースで無理なく続けることがいちばんです。

手術後、まだ傷が完全に治っていない状態でリハビリをやりすぎると、出血して悪化してしまうことがあります。最初のうちはひざをならす程度から始め、徐々に運動量を増やしたり、運動強度を強くしていきます。

やり過ぎかどうかは、運動したあとや翌日の疲れで判断してください。筋肉痛、だるさ、痛み、むくみなどがあるようなら、負荷のかかり過ぎです。一日か二日休み、疲れや痛みが取れたら少し運動量を減らして、再開します。

日常生活では、あまりひざに負担をかけないことが大切です。正座やあぐらをかかない、しゃがまないなど、ひざを深く折り曲げないように気をつけます。

畳に布団という日本の生活様式は、どうしてもひざに負担がかかります。本来は和式から洋式の生活に切り替えるのがいちばんですが、なかなかそこまではできないでしょうから、せめて自分専用の椅子を用意して、くつろいだり食事をするときは、椅子に腰掛けるようにしましょう。

また、重い荷物を持つとひざに負担がかかりますから、買い物にはショッピングカートを利用するといいでしょう。ショッピングカートは引くよりも押すほうが、歩くのに安定感があります。

外出するときは、杖を用意すると安心です。階段は手すりを使って上り下りします。上るときは痛くないほうの足を先に上げ、下りるときは悪いほうの足（手術したほうの足）を先に下ろします。

そのほか立ち仕事を長く続けない、痛みがあったら無理をしない、などの注意が必要です。

また患者さんからよく聞かれるのは、治療後接骨院やマッサージに行ってよいかという質問です。まだ腫れが残っているようなら、行かないほうがいいでしょう。電気などをかけたり、強い刺激を加えると悪化することがあります。

ひざを冷やしたほうがいいのか温めたほうがいいのかという質問もよく受けます。基本的には、炎症のあるときは冷やし、なければ温めます。急性的な痛みは冷やし、慢性的な痛みは温める、と覚えるとわかりやすいでしょう。しかしひざの状態によっても異なりますから、治療を受けた病院の指示を仰いでください。

ひざを守る生活習慣

変形性ひざ関節症は一種の生活習慣病ですから、食事やふだんの生活習慣にも気をつけなければなりません。私たちは一週間の入院期間中に、そうした生活改善の指導も行い、退院後は少しでも意識を変えて生活していただきたいと思っています。

そのなかでも食事は大切です。ひざを痛める原因に肥満がありますが、食べ過ぎ、カロリーのとり過ぎ、動物性脂肪のとり過ぎは肥満の原因になるばかりでなく、血液の粘度を高くして血行を悪くします。それが骨壊死や軟骨の損傷に結びつきますから気をつけてください。

中国の哲学者、老子は中庸の美徳を説いていますが、大切なのは、すべてバランスです。食べたら、それだけ使う。逆にいえば、使った分だけ補給する。必要なだけ使い、使った分だけ補給すれば、常に体のバランスは保たれています。

食べるものも同じです。人間は一三〇〇キロカロリー前後を基礎代謝に使いますからそれだけは最低必要ですが、あとは体を動かす量に応じて食べる。あまり体を動かさない人なら、基礎代謝プラス五〇～一〇〇キロカロリーで十分です。

基本的には野菜、海藻、たんぱく質、乳製品は欠かさず、これで基礎代謝分のカロリーをとります。それにプラスされるカロリー（体を動かすのに必要なカロリー）は、炭水化物で調整します。食べ過ぎず、必要な量だけバランスよく食べていれば、体が軽くなってひざへの負担もかかりません。体の調子も非常によくなります。

バランスが大事なのは、食事だけではありません。生活全般にいえることです。人間の生理に合った規則正しい生活をしていれば、自律神経のバランスも整ってきます。たとえば脳や体を活発に働かせる交感神経は日中働き、鎮静させたり安定させる副交感神経は夜働きますから、この自律神経の働きに逆らわない生活をすることです。

ひざの痛みは、ただひざの治療をすれば治るというものではありません。この治療を機会に自分の意識を変えて、ほんとうの意味でひざをいたわる生活習慣を身につけてください。

◆あとがき

本書は、二〇〇六年に出版した「ひざの痛みは15分で治る」という、父と私の初めての共著の改訂版です。初版から一〇年以上がたち、関節鏡手術の基本的な技術は変わっていないものの、小さな技術的な進化や新しい症例なども増えてきたので、部分的な改訂をして新たに出版することにしました。

その製作過程で父・永振が病に倒れ、本書が完成する前に、旅立ちました。

ふり返れば、父の八〇年の人生は、関節鏡手術の歴史とともに歩んだ人生でした。

本書でも紹介したように、父は一九七二年に来日し、世界で初めて関節鏡治療を行った故渡辺正毅先生（当時東京逓信病院整形外科部長）に師事し、約四〇年にわたって関節鏡手術に携わってきました。一人でも多くの人のひざの痛みを治したいと、東京都北区十条に永振クリニックを開業し、休む暇もないほど忙しい生活を送っていましたが、それを少しも苦にすることはありませんでした。痛みが取れて、笑顔で退院される患者さんの姿を見るのが、何よりも父の喜びだったからです。

◆本書は2006年刊行『ひざの痛みは15分で治る』の改定新版です。

「ひざ関節鏡手術《かんせつきょうしゅじゅつ》」がよくわかる本《ほん》

2018年5月15日　初版第1刷

著　者 ———— 陳《ちん》 永振《えいしん》 陳《ちん》 昌鍇《しょうかい》
発行者 ———— 坂本桂一
発行所 ———— 現代書林
〒162-0053　東京都新宿区原町3-61　桂ビル
TEL／03(3205)8384(代表)　振替00140-7-42905
http://www.gendaishorin.co.jp/

カバーデザイン ———— 本間公俊　北村　仁
本文イラスト ———— 小島義昭

印刷・製本：広研印刷㈱　定価はカバーに表示してあります。
乱丁・落丁本はお取り替えいたします。

ISBN978-4-7745-1691-2 C0047

その間、数々の新しい関節鏡の手術器具を考案し、開業医の立場から関節鏡手術の発展に貢献してきました。

そんな父の背中を見ながら、気がつけば私も、父と同じように関節鏡手術を専門的に行うようになっていました。医学生の頃から父の仕事を手伝ってきましたが、医師になって初めて、この手術が当時の最先端をいく治療だったことを知りました。

私が父の後を継いだのは、患者さんと共に治る喜びを共有できることもありましたが、もう一つは、この治療をもっともっと広めなければいけないという思いが強かったからです。現在、兄と協力しながら、この治療法に取り組んでいますが、治療を受けた患者さんたちからも、「もっと多くの人に普及させてほしい」と、いつも背中を押されていました。

渡辺先生が初めて関節鏡手術を行ってから五〇年以上がたつのに、関節鏡手術はあまり普及していません。それは父にとっても、大きな心残りだったと思います。

私の仕事は、この関節鏡手術を正しく世の中に伝えていくことだと思っています。こういう治療法があることを知っていただければ、患者さんの選択肢の幅が確実に広がります。患者さんの考え方や、ひざの痛みに対する向き合い方も違ってくるでしょう。本書がその一助になれば、きっと父も喜んでくれると思います。